AROMA
THERAPIE

AROMA THERAPIE

DIE HEILENDEN DÜFTE

CHARLA DEVEREUX
BERATER: BERNIE HEPHRUN

GOLDMANN VERLAG

Widmung:
In Gedenken an meine Mutter Selma, die starb, während ich dieses Buch verfaßte.

Titel der englischen Ausgabe:
The Aromatherapy Kit

1. Auflage
Genehmigte Ausgabe, Wilhelm Goldmann Verlag, München 1994

Übersetzerin: Dr. Eva Dempewolf
Sachliche Überprüfung: Prof. Dr. D. Wabner
Umschlagillustration der Box und des Buches: Michelle Harrison
Umschlaggestaltung, Lektorat und Herstellung: VerlagsService
Dr. Helmut Neuberger & Karl Schaumann GmbH, Heimstetten
Satz: Filmsatz Schröter GmbH, München
Druck und Bindearbeiten: Graphicom SRL.
Printed in Italy · ISBN 3-442-30610-8

INHALT

Einführung

Ihr Set *Aromatherapie. Die heilenden Düfte* besteht aus fünf ätherischen Ölen – Eukalyptus, Geranium, Lavendel, Rosmarin und Tea-Tree –, die speziell ihrer vielfältigen Anwendungsmöglichkeiten wegen ausgewählt wurden, und einem Handbuch, in dem beschrieben ist, wie Sie sie am besten anwenden. Sicher würden Sie die Essenzen am liebsten sofort ausprobieren, doch zuvor ist es außerordentlich wichtig, daß Sie sich genauestens über die Anwendung des jeweiligen Öls informieren. Diese ätherischen Öle sind in Kapitel sieben ausführlich beschrieben, ein Überblick über ihre verschiedenen Anwendungsmöglichkeiten schließt sich an. In den Kapiteln eins und drei finden Sie alles Wissenswerte für den wirkungsvollen Einsatz von ätherischen Ölen. Diese Informationen gelten selbstverständlich auch für viele andere Essenzen, die in der Aromatherapie Verwendung finden und in Kapitel zwei näher erläutert werden. Die Kapitel vier bis sechs enthalten eine Reihe von Tabellen, denen Sie entnehmen können, welche ätherischen Öle Ihrer Gesundheit, Ihrer Schönheit und Ihrem seelischen Wohlbefinden zuträglich sind. Ein Glossar erläutert kurz und prägnant einige Fachbegriffe.

Wir möchten Ihnen dringend empfehlen, die Essenzen erst dann zu verwenden, wenn Sie sich durch die Lektüre dieses Buches ausreichend über Aromatherapie und ihre Anwendungsmöglichkeiten informiert haben. Später kann Ihnen das Buch dann als Gedächtnisstütze und Nachschlagewerk dienen.

WAS IST AROMATHERAPIE?

Die These, daß Präventivtherapie, also eine vorbeugende Therapie, auf dem Gebiet der ganzheitlichen Medizin eine wesentliche Rolle spielt, hat in jüngster Zeit immer mehr Anhänger gewonnen. Dabei ist dies im Prinzip nichts anderes als der Versuch einer Rückbesinnung auf unsere Bindung an die Natur, ihre Möglichkeiten und Bedingungen – eine Bindung, die unseren Vorfahren, die ein ganz anderes, synergistisches Verhältnis zu ihrer Umwelt – nach dem Motto: miteinander und füreinander – hatten, noch völlig natürlich schien.

Im Zeitalter der Technik fällt es uns heute schwer, zum Beispiel den früher so selbstverständlichen und bewußten Umgang mit den Heilkräften der Natur zu begreifen, bzw. uns an diese zu erinnern.

Zweifellos ist der modernen Medizin große Bedeutung beizumessen, doch liegt die Verantwortung für unsere Gesundheit und unser Wohlbefinden letztlich allein bei uns selbst. Um gesund zu bleiben, braucht unser Körper (wie alles Lebendige) Aufmerksamkeit und Fürsorge. Und da wir nun einmal in das System allen irdischen Lebens eingebunden sind, versteht es sich von selbst, daß unser Überleben und unsere Lebensqualität von dem Planeten Erde abhängen. Unsere Vorfahren wußten das und lebten danach. Sie nahmen von der Erde, soviel sie zum Überleben benötigten und schadeten niemals ihren eigenen Lebensgrundlagen. Wir jedoch beuten rücksichtslos unseren Planeten aus. Wir scheinen vergessen zu haben, daß seine natürlichen Ressourcen begrenzt sind. Jede einzelne Lebensform ist ein unverzichtbares Glied des irdischen Lebens, und wenn eine verschwindet, kann das die Schwächung dieser Kette bedeuten. Die Frage ist, wie viele dieser Bindeglieder verlorengehen können, ohne daß das ganze System funktionsuntüchtig wird. Allein um unser eigenes Fortbestehen zu sichern, müssen wir also versuchen, die Kette so gut wie möglich wiederherzustellen.

Präventivmedizin ist ein Schritt in diese Richtung. Jeder von uns kann ihn tun. Die für eine vorbeugende Therapie geeigneten Pflanzen zählen zu den wertvollsten Gütern, die uns die Erde schenkt. Wir müssen lernen, diese Möglichkeit zu schätzen und sinnvoll zu nutzen. Eine Art, dies zu tun, besteht in der Verwendung aus Pflanzen gewonnener ätherischer Öle in Form einer Aromatherapie.

Aromatherapie ist die Verwendung aromatischer Essenzen zum Zweck der Steigerung des individuel-

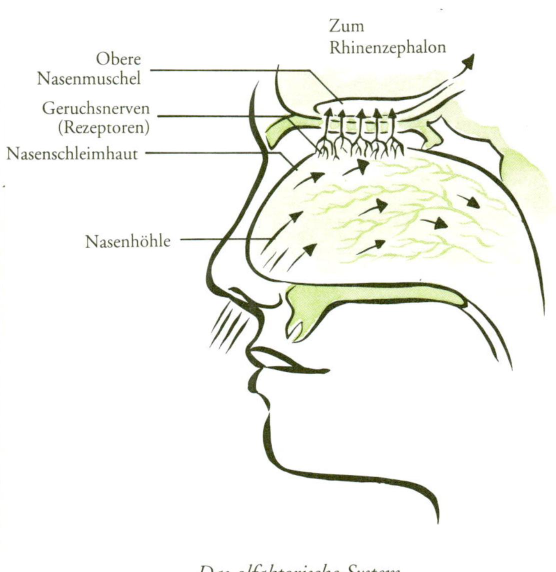

Das olfaktorische System

len Wohlbefindens. Um die theoretischen Grundlagen der Aromatherapie verstehen zu lernen, müssen wir uns zunächst näher mit der Wirkungsweise des Geruchssinnes beschäftigen.

DER GERUCHSSINN

Der Geruchssinn steht in direkter Verbindung mit dem Gehirn. Die Nasenschleimhaut ist voller Geruchssinneszellen, die von chemischen Teilchen stimuliert werden. Von den Rezeptoren der Nasenschleimhaut der oberen Nasenmuschel führen Geruchsnerven durch winzige Schädelöffnungen zum Geruchszentrum des Gehirns. Die Signale werden zum Rhinenzephalon (Riechlappen des Hirns, Teil des limbischen Systems) weitergeleitet, wo die Gerüche analysiert werden. Was das Gehirn als Geruch wahrnimmt, sind nichts anderes als chemische Teilchen. Wir können rund zehntausend verschiedene Gerüche unterscheiden – im Gegensatz zum Geschmackssinn, der lediglich vier Geschmacksqualitäten kennt. Der Geruchssinn hat die bei weitem umfassendste Wahrnehmungsfähigkeit. Ohne ihn wären sämtliche Nahrungsmittel nahezu geschmacklos. Das mag seltsam klingen, aber denken Sie nur daran, wie fade jedes Gericht schmeckt, wenn eine Erkältung unseren Geruchssinn beeinträchtigt.

Paradoxerweise ist der Geruchssinn dennoch der am wenigsten entwickelte unserer fünf Sinne. Das war allerdings nicht immer so: Unsere Urahnen verfügten über einen sehr ausgeprägten Geruchssinn, denn für die Jagd und zum rechtzeitigen Erkennen drohender Gefahren war er unerläßlich. Für die meisten Lebewesen ist dieser Sinn auch heute noch überlebenswichtig. Beim modernen Menschen der »zivilisierten Welt« ist er abgestumpft und wird eher unbewußt genutzt; bewußt setzen wir ihn nur sehr selten ein. Häufig nehmen wir die uns umgebenden Gerüche kaum wahr. Meist sind es plötzliche Veränderungen, die wir bemerken und die in der Regel weitere Reaktionen auslösen. Beim (unerwarteten) Geruch von Gas oder Rauch beispielsweise werden wir uns sofort auf die Suche nach der Ursache machen. Da das limbische System, von dem die emotionalen Reaktionen ausgehen, mit dem Hypothalamus verbunden ist, der seinerseits die hormonale Steuerung beeinflußt, überrascht es nicht, daß Gerüche so viele und so unterschiedliche Reaktionen wie Ärger, Wohlbefinden, Besorgnis, sinnliche Erregung und sogar panische Angst auslösen können. Der Geruch, der beim Brotbacken dem Ofen entströmt, wird uns vermutlich hungrig machen. Der Geruch fauler Eier dagegen dürfte bei fast jedem Übelkeit hervorrufen. Ein bestimmter Duft kann lang vergessene Erinnerungen wachrufen, denn das limbische System hängt auch eng mit der Bildung von Gedächtnismustern zusammen. Oft verbinden wir einen Geruch ganz unabhängig von der jeweils gegenwärtigen Situation mit längst Vergangenem. Bei Weihrauch zum Beispiel denken die meisten an Religion und Kirche. Patchouli wird von einem Großteil der Bevölkerung mit »Swinging Sixties« und »Flower Power« in Verbindung gebracht. Gerüche können ebenso negative wie positive Erinnerungen wecken. Wenn jemand Lavendel- oder Rosenduft besonders liebt, weil er sie mit einem gewissen Parfüm assoziiert, dann kann die Verwendung der entsprechenden Essenzen physisch wie psychisch außerordentlich beruhigend und förderlich wirken.

Sie sehen, Sie haben bereits begonnen, die potentielle Wirksamkeit der Aromatherapie zu erkennen.

Nun gilt das Riechen aromatischer Öle als echte Kunst. Es bedarf jahrelanger Schulung und einer wahren »Spürnase«, um die subtilen Unterschiede zwischen den verschiedenen Qualitätsstufen der Essenzen herauszuriechen. In der Parfümbranche heißen solche Leute denn auch »Nase«. Eine »Nase« kann relativ rasch Qualität, Originalität und sogar Authentizität eines ätherischen Öls bestimmen. Allerdings muß dazu gesagt werden, daß nicht alle Komponenten eines Öls unbedingt einen eigenen, individuell bestimmbaren Geruch haben. Deshalb können Reinheit und Qualität durch den Geruch allein nicht exakt beurteilt werden.

Was die Kunst des Riechens anbelangt, so gibt es zwei traditionelle Methoden: die »organoleptische« und die »sensorische Analyse«. Der organoleptische Zugriff basiert ausschließlich auf dem Geruch und ist folglich mehr durch das Gefühl als durch echte Analyse bestimmt. Er kann daher nicht als völlig objektiv gelten. Diese Methode mag ein guter Anhaltspunkt sein, kann aber aufgrund der reinen Geruchsbestimmung die Qualität eines ätherischen Öls nicht garantieren.

Bei der sensorischen Analyse werden genaue Tests durchgeführt, die jegliche Verunreinigungen des Öls sofort aufzeigen. Die Qualitätskontrollen sind derart, daß sie alle Umwelteinflüsse, die das Ergebnis beeinträchtigen könnten, von vornherein ausschalten. So kann der Duft eines ätherischen Öls stark von der Temperatur abhängen. Die Essenzen verbreiten um so weniger Duft, je kälter sie sind.

Wenn Qualität und Reinheit eines ätherischen Öls für Sie ausschlaggebend sind, dann sollten Sie auf die sensorische Analyse Wert legen. Sollten Sie jedoch in erster Linie am Geruch interessiert sein, dann ist die organoleptische Methode ausreichend. Bevor Sie an einer Essenz riechen, sollten Sie Ihre Nase freimachen. Dies erfolgt durch einmaliges tiefes Luftholen und mehrmaliges kurzes, betontes Ausatmen. Wenn Sie mehr als ein ätherisches Öl probieren wollen, sollten Sie zwischendurch jedesmal die Nase freimachen und nie mehr als vier Öle nacheinander riechen. Viele Düfte halten sich eine Zeitlang in der Luft und könnten so Ihr Urteil bei der Bewertung nachfolgender Essenzen verfälschen. Störend auswirken könnte es sich auch, wenn Sie vor der Duftprobe ein Parfüm aufgetragen haben. Allgemein gilt: Je weniger äußere Gerüche (sei es von Lebensmitteln, Raumsprays oder ähnlichem) »in der Luft liegen«, desto besser.

Vielleicht möchten Sie Ihre Duft-Bewertung schriftlich festhalten. Schreiben Sie dazu einfach den Namen des ätherischen Öls (inklusive botanischem Namen und Herkunftsland) auf und notieren Sie sich Ihren Geruchs-Eindruck daneben: Wie es riecht, wie Sie sich dabei fühlen; ob und wenn ja, welche Erinnerungen es in Ihnen weckt. Vermerken Sie auch den Namen des Herstellers auf Ihrer Liste. Essenzen unterschiedlicher Herkunft können durchaus verschieden duften. Auf diese Art und Weise werden Sie Ihre eigene, ganz persönliche »Nase« entwickeln.

GESCHICHTE DER AROMATHERAPIE

Die Aromatherapie kann auf eine lange Geschichte zurückblicken. Zahlreiche Kulturen kannten die Verwendung verschiedener Pflanzenteile zu religiösen, medizinischen und kosmetischen Zwecken. Eine der frühesten Behandlungsformen der Aromatherapie ist die Anwendung des beim Verbrennen von Pflanzen entstehenden Rauches. Damit sollten die bösen Geister ausgetrieben werden, die dem damaligen Glauben nach die Körper der erkrankten Menschen bewohnten. Die Tatsache, daß man im Laufe der Zeit den Heilungsprozeß mit dem Aroma bestimmter Pflanzen in Verbindung brachte, kann als Grundstein der Heilmethode gelten, die wir heute als Aromatherapie bezeichnen.

Schon in der Antike galten bestimmte Pflanzen als heilig und wurden häufig im Rahmen ritueller und religiöser Feiern als Opfergaben verbrannt. In Ägypten hat man Spuren von Räucherwerk gefunden, die auf die Zeit um 1500 v.Chr. zurückgehen. Weihrauch galt als Speise oder Frucht der Götter. Sogenannten heiligen Pflanzen wohnten angeblich besondere Kräfte inne, und so lag auch die Verbindung zwischen heiligen Pflanzen und Heilung nahe. Auf diesem Prinzip beruhen auch diverse traditionelle Schamanen-Rituale. Ein Schamane war und ist ein Zauberpriester, der »Medizinmann« des Stammes, der die Wirkung aller Kräuter und Pflanzen kennt und häufig bestimmte Pflanzen dazu benutzt, sich in jenen tranceähnlichen Zustand zu versetzen, in dem er Verbindung mit Geistern und den Seelen Verstorbener aufnimmt oder meditiert.

Im Laufe des Neolithikums, der »Jungsteinzeit«, die im östlichen Kulturkreis wie auch in einem Teil Europas vor 4000 v.Chr. einzuordnen ist (in Westeuropa wird unter Neolithikum die Zeitspanne zwischen 5000 v.Chr. und 2000 v.Chr. verstanden), begann man damit, durch Auspressen der Samen verschiedener Pflanzen ölige Flüssigkeiten zu gewinnen. In diesen Abschnitt der Vorgeschichte fällt auch der Übergang vom reinen Nomadenleben zur Bildung erster fester Siedlungen, deren Bewohner allmählich begannen, das Land zu bebauen. Zugunsten dieser primitiven Form von Landwirtschaft verloren das Sammeln und Jagen zunehmend an Bedeutung. Ungefähr um diese Zeit entstanden auch die ersten Kultstätten. Bei den dort stattfindenden Ritualen scheinen halluzinogene Pflanzen (auch Pilze) eine bedeutende Rolle gespielt zu haben. So weiß man beispielsweise, daß die Skythen Cannabis (Marihuana) auf heiße Steine zu legen pflegten, um die entstehenden Dämpfe dann zu inhalieren. Rückstände halluzinogener Pflanzen wurden auf zahlreichen prähistorischen Stätten gefunden. Anthropologen vermuten sogar, daß diese Art der Pflanzennutzung für die weitere Entwicklung der Menschheit hinsichtlich individueller wie allgemeiner Bewußtseinserweiterung eine nicht unwesentliche Rolle spielte.

Im Verlauf der Jahrtausende wurden die vielfältigen Eigenschaften der Pflanzen entdeckt. Man begann, ihre heilenden Kräfte, aber auch ihre toxische Wirkung zu verstehen und die jeweils richtige Indikation und Dosierung zu erlernen.

Die chinesische Medizin, die ein immenses Wissen pflanzlicher Heilwirkungen umfaßt, ist seit Jahrtausenden wesentlicher Bestandteil der chinesischen Kultur. Bei den Chinesen finden wir das vermutlich umfassendste Schrifttum zur medizinischen Anwendung von Kräutern.

Salben waren schon im Altertum bekannt, vor allem in Regionen mit trockenem, heißem Klima wie etwa Ägypten, wo dem Einölen des Körpers nicht nur im medizinischen Bereich, sondern auch hinsichtlich der allgemeinen Körperpflege große Bedeutung zukam. Man hat Papyrusrollen aus der Regierungszeit des Cheops (4. Dynastie, ca. 2551–2528

v. Chr.) gefunden, die von der medizinischen Anwendung von Kräutern berichten. Papyri aus der Zeit der 18. Dynastie (ca. 1570–1293 v. Chr.) belegen die Anwendung von Kräuter-Heilmitteln, und in Tutanchamuns Grab fand man ein Salbengefäß mit gehärtetem Weihrauch. Wir wissen, daß die alten Ägypter auch Zeder, Koriander, Wacholder und Myrrhe verarbeiteten. Die Öle dienten sowohl medizinischen als auch rituellen und kosmetischen Zwecken. Die besterhaltenen Mumien sind diejenigen, bei denen offensichtlich besonders große Mengen verschiedener Öle benutzt wurden. Daraus wiederum läßt sich schließen, daß eben diese Öle ihrer konservierenden, wenn nicht gar verjüngenden Wirkung wegen auch als Kosmetika beliebt waren. Einiges deutet darauf hin, daß die alten Ägypter bereits wußten, wie man ätherische Öle durch Destillation gewinnt; allem Anschein nach wurden die meisten jedoch auf eine andere Art und Weise hergestellt: Man legte eine Pflanze in Öl und kochte dieses so lange, bis der Duftstoff herausgelöst war und sich in dem Fett ablagerte.

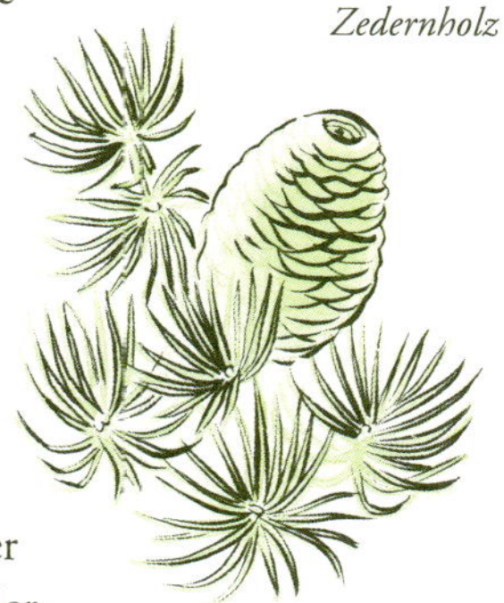
Zedernholz

Der Gebrauch aromatischer Essenzen und insbesondere die Kunst der Parfümherstellung gehört zu den Dingen, die das antike Griechenland der altägyptischen Kultur abschaute. Wandreliefs im Tempel von Edfu weisen Spuren einer Substanz auf, die auf Blütenöl schließen läßt. Wenn die Ägypter tatsächlich wußten, wie man Pflanzenessenzen destillierte, dann behielten sie dieses Wissen jedoch für sich. Jedenfalls gaben sie es nicht an die Griechen weiter.

Viele Parfüms wurden sowohl als Heilmittel als auch als Kosmetikum verwendet. Bekannt waren die stimulierenden wie auch beruhigenden Kräfte vieler Pflanzen. Die Rezepte einiger dieser medizinischen Parfüms stehen auf Marmortafeln, die in den Tempeln der griechischen Götter Asklepios und Aphrodite gefuden wurden. Dem Gott der Heilkunst, Asklepios (Äskulap), Sohn des Apollo, waren die über dreihundert sogenannten Asklepien (Heilungsstätten) geweiht. Das bedeutendste steht in Epidauros. In einigen dieser Heilungsstätten wurden Gefäße zum Verbrennen von Weihrauch gefunden. Das Symbol des Gottes der Heilkunst war der Äskulapstab, ein von einer Schlange umwundener Stab. In der Mythologie steht die Schlange in Verbindung mit dem Auffinden von Heilkräutern. Diese seltsame Assoziation hat ihren Ursprung im 3. Jahrtausend v. Chr.: Damals soll sich der mesopotamische Herrscher Gilgamesch auf die Suche nach einem Kraut begeben haben, das Krankheit und Tod verhindern und somit ewiges Leben verleihen sollte. Gilgamesch fand dieses Kraut auf dem Grund des Meeres, beging auf seinem Rückweg jedoch einen fatalen Fehler, als er das Lebenskraut am Ufer eines Sees liegen ließ, um kurz zu baden. Eine Schlange sah das Kraut, verschlang es, häutete sich sofort und verschwand dann. Diese Häutung wurde als Symbol der Verjüngung gedeutet, und so repräsentierte die Schlange fortan die Heilkunst.

Die Griechen arbeiteten das aus der ägyptischen Kultur übernommene Wissen aus und gaben es später an die Römer weiter. Diese benutzten aromatische Essenzen als Hautöl, für Kleidung und ihre

Häuser. Unser Wort »Parfüm« leitet sich von dem lateinischen »perfumum« her, was soviel wie »durch Rauch« bedeutet. Der Begriff bezog sich also ursprünglich auf die Verbrennung von Kräutern.

Ölung oder Salbung war und ist unabdingbarer Bestandteil vieler Initiationsriten und gehört beispielsweise auch zur jüdischen Tradition. Das Öl, mit dem Könige gesalbt wurden, soll ursprünglich Moses hergestellt haben. Die Bezeichnung »Messias« leitet sich von dem hebräischen »mashiach« ab, was soviel heißt wie »gesalbt«.

Lavendel

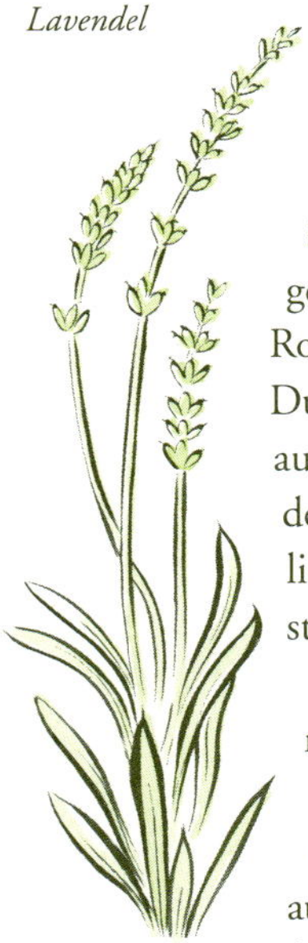

Im 10. Jahrhundert n. Chr. entdeckte der persische Alchimist Avicenna (Ibn Sina) das Destillierverfahren. Das erste ätherische Öl, das auf diesem Wege entstand, war eine Rosen-Essenz. Rosenwasser wurde zum beliebtesten Duft und kam mit den Kreuzfahrern auch bald nach Mitteleuropa. Ende des 12. Jahrhunderts wurden schließlich auch in Europa Parfüms hergestellt.

Im 13. Jahrhundert fanden auch immer mehr destillierte Essenzen Verwendung. Rosmarin war einer der ersten isolierten Düfte, bald wurden auch aus Lavendel und Speik (breitblättriger Lavendel) Öle hergestellt. Pflanzliche Medikamente waren im Mittelalter bereits allgemein üblich.

1551 verfaßte Adam Lonicir sein »Kräuterbuch«, in dem er die medizinische Bedeutung vieler Kräuter und Samenöle erläuterte. Im 16. Jahrhundert kannte man bereits über siebzig Essenzen, die zu Parfüms, Kosmetika und ähnlichem verarbeitet wurden. Im 17. Jahrhundert dann entwickelten Wissenschaftler die ersten chemischen Medikamente, und es dauerte nicht lange, bis diese den natürlichen Essenzen beigefügt wurden und jene schließlich völlig verdrängten. Das lag unter anderem daran, daß die chemisch hergestellten Substanzen wesentlich konzentrierter waren und somit schneller wirkten. Viele wissen nicht einmal mehr, daß die meisten »modernen Medikamente« auf ursprünglich rein pflanzlichen Rezepturen beruhen.

Der Begriff »Aromatherapie« stammt von dem französischen Chemiker René-Maurice Gattefossé, der im kosmetischen Bereich mit den ätherischen Ölen arbeitete. 1928 veröffentlichte er ein Buch über die Ergebnisse seiner dermatologischen Forschungen mit aromatischen Essenzen. Darin wird vor allem die Verwendung »natürlicher Komplexe« in ihrer Gesamtheit hervorgehoben. Gattefossé hatte nämlich herausgefunden, daß einzelne Komponenten längst nicht so wirksam sind wie die Kombination in einer ganzen, einer komplexen Essenz. Am Anfang seiner Untersuchungen stand ein persönliches Erlebnis: Gattefossé hatte sich bei einer Explosion in seinem Labor starke Verbrennungen an einer Hand zugezogen und diese anschließend mit Lavendelöl behandelt. Zu seiner Überraschung heilte die Hand binnen kürzester Zeit, entzündete sich nicht, ja die Brandwunden hinterließen nicht einmal Narben. Andere französische Wissenschaftler und Ärzte setzten Gattefossés Arbeit mit ätherischen Ölen fort.

1938 eröffnete M. Godissart, ein Kollege von Gattefossé, in Los Angeles eine Aromatherapie-Klinik, wo vielerlei Leiden (u.a. Hautkrebs, Verbrennungen, Gesichtsgeschwüre) behandelt wurden.

Auch der praktische Arzt Jean Valnet griff Gattefossés Untersuchungen auf und hatte als Militärarzt große Erfolge bei der Behandlung von Verwundeten mit aromatischen Essenzen. Valnets Buch »Aromatherapie« wurde 1964 veröffentlicht, eine überarbeitete Neuauflage erschien 1986 und wurde im selben Jahr ins Deutsche übersetzt (»Aroma-Therapie«). Valnets Arbeit ist es zu verdanken, daß die Aromatherapie neben anderen natürlichen Heilmethoden zunehmend Anerkennung findet.

Auch die Biochemikerin Marguerite Maury gehört zu den Pionieren der modernen Aromatherapie. Ihre Behandlungsmethode verbindet die Kunst der orientalischen Massage mit dem Heilungspotential ätherischer Öle. Sie gründete die erste Aromatherapie-Klinik in London.

Inzwischen beschäftigen sich zahlreiche Wissenschaftler – viele davon an Universitätskliniken – mit den heilenden Kräften von Pflanzen und Pflanzenessenzen. Schon im Vorwort zur ersten Auflage seines Buches sprach Valnet von weltweit wachsendem Interesse an einer neuen Form des hippokratischen Selbstverständnisses, die sich wieder mehr auf die Natur besänne. Dabei spielten Pflanzen und pflanzliche Essenzen eine Schlüsselrolle.

Die heilenden Kräfte bestimmter Pflanzenessenzen werden auch in der modernen Pharmazie genutzt. Dennoch hört man in der streng orthodoxen Schulmedizin immer noch Stimmen, die den medizinischen Erfolg ätherischer Öle (trotz deren langer Tradition) nicht wahrhaben wollen. Eines der Hauptargumente lautet, daß ihre Wirkungsweise nicht völlig geklärt sei.

Immer mehr praktizierende und in der Forschung tätige Ärzte beginnen (unter Beibehaltung schulmedizinischer Regeln), die Aromatherapie ernstzunehmen – wenn auch nicht immer unter diesem Namen, so doch vielfach im Konzept. Susan Schiffman, Professorin für medizinische Psychologie an der Duke University in den USA, hat Forschungsreihen durchgeführt, die ergaben, daß Gerüche mehr zum Abbau von Spannungen beitragen können als etwa visuelle Behandlungsmethoden. Sie fand heraus, daß bestimmte stimulierende Düfte tatsächlich die Aufmerksamkeit beeinflussen können. Zur Zeit untersucht Schiffman mögliche Zusammenhänge zwischen Gerüchen und Kriminalität.

Auf einigen Krankenstationen duftet es deutlich nach Lavendel, was nicht nur angenehm für die Nase ist, sondern auch hilft, Infektionen einzuschränken. In Japan werden ganze Bürogebäude mit Pfefferminz-Aroma durchflutet, weil dies die Konzentrationsfähigkeit erhöhen soll. Seit jeher setzen einige Geschäfte Düfte ein, um eine angenehme Atmosphäre zu schaffen, in der die Kunden sich wohlfühlen und länger bleiben – und hoffentlich auch mehr Geld ausgeben!

In New York gibt es eine Organisation namens Fragrance Research Fund, deren Mitarbeiter die Zusammenhänge zwischen Gerüchen/Geruchssinn und Verhaltensweisen erforschen. In enger Zusammenarbeit mit dem Memorial Sloan-Kettering Cancer Center in New York hat man herausgefunden, daß bestimmte Düfte Patienten helfen können, während bekannter medizinischer Behandlungen eventuell auftretende Ängste und Schmerzen leichter zu ertragen. Das Memorial Sloan-Kettering ist die weltweit größte private Institution, die sich mit der Verhütung, Diagnose und Behandlung von Krebserkrankungen beschäftigt.

Letztlich kann jedoch nur Behandlungserfahrung überzeugen, und die Erfolgsmeldungen all jener, die Naturprodukte wie Pflanzenessenzen regelmäßig anwenden, sollten Beweis genug sein.

AROMATHERAPIE HEUTE

Immer mehr Menschen wenden sich der sogenannten alternativen Medizin zu, um zwischen möglichst vielen Heilmethoden wählen zu können. Einer 1989 in Großbritannien durchgeführten Umfrage zufolge, deren Ergebnisse im *International Journal of Aromatherapy* abgedruckt wurden, wünschen zunehmend mehr Briten, daß das staatliche Gesundheitssystem neben schulmedizinischen auch »alternative« Behandlungsmethoden anerkennt und fördert. Daß in dieser Richtung Fortschritte gemacht werden, zeigt sich unter anderem daran, daß immer mehr Ärzte (auch Kassenärzte) Homöopathie, Akupunktur und ähnliches einsetzen.

Darüber hinaus gibt es noch andere Therapieformen, die sich – wie die Aromatherapie – gleichermaßen zur Vorbeugung wie zur Heilung eignen. Ein ausgezeichnetes Beispiel hierfür ist Ayurveda, eine Therapieform aus Indien, die wissenschaftliche, religiöse und philosophische Aspekte verbindet und auf

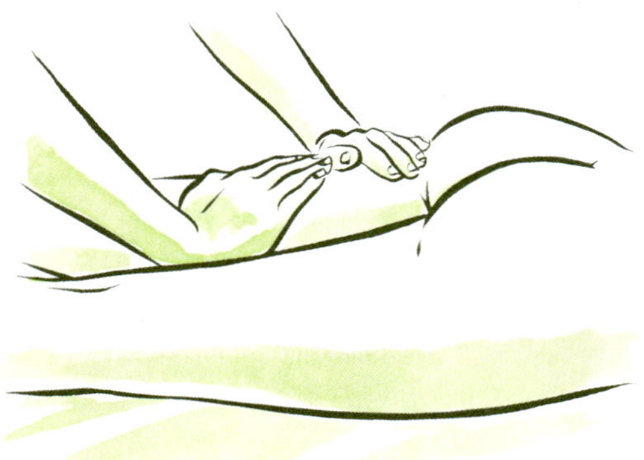

die Selbstheilung abzielt. Eine wichtige Rolle spielt hierbei die Ernährung. In der chinesischen Medizin hängen die Verwendung von Heilkräutern sowie Philosophie und Ernährung eng zusammen, und alle drei werden als gleich wichtig empfunden. Eine weitere Therapieform, die präventiv wirken kann, ist die Massage. Hier profitiert der Körper, weil einerseits die Muskeln entspannt werden und gleichzeitig die Durchblutung gefördert wird. Tatsächlich ist die Massage eine der ältesten medizinischen Heilmethoden. Die Bedeutung, die dabei der Berührung zukommt, darf nicht unterschätzt werden. Kinder, die viel physischen Kontakt haben (Umarmen und ähnliches), sind allgemein ausgeglichener. Und das gilt natürlich auch für Erwachsene! Massagen sind ein ausgezeichnetes Mittel gegen Verspannungen aller Art. Nur ein paar Minuten lang Genick und Schultern massiert bekommen, schon fühlt man sich wie ein neuer Mensch. Und was kann dann erst eine Ganzkörpermassage bewirken! Es geht darum, Streß abzubauen und Verspannungen zu lösen, bevor sie sich anderweitig festsetzen und so zu den verschiedensten Krankheiten führen können.

Die Kombination von Massage und ätherischen Ölen hat geradezu unglaubliche Erfolge erzielt. Eine regelmäßige Aromatherapie-Behandlung unter qualifizierter Aufsicht kann wesentlich dazu beitragen, daß Ihr Körper von Kopf bis Fuß in Topform bleibt. Sie regt den natürlichen Heilungsprozeß an und befreit von Streß und Verspannungen. Doch ist dies nur eine Möglichkeit der Anwendung aromatischer Essenzen. Auf den folgenden Seiten erfahren Sie mehr über andere Methoden, von den heilenden Kräften der ätherischen Öle zu profitieren.

Kapitel 1

ÄTHERISCHE ÖLE

Die ätherischen Öle, die vielfach als »Hormone« oder »Lebenselexier« der Pflanzen angesehen werden, lassen sich aus verschiedenen Pflanzenteilen gewinnen: aus den Blüten, den Blättern, dem Holz, dem Harz oder den Zweigen. Die Art der Gewinnung ist von dem betreffenden Pflanzenteil abhängig; die verschiedenen Methoden sind in diesem Kapitel (Seite 19 ff) erläutert. Die Pflanzen, aus denen die aromatischen Essenzen gewonnen werden, kommen aus allen Teilen der Welt, und nur die qualitativ hochwertigsten Öle dürfen in der Aromatherapie verwendet werden. In den Händen erfahrener und qualifizierter Therapeuten können diese Öle zur erfolgreichen Behandlung vieler verschiedener Beschwerden dienen, körperliche, mentale und psychosomatische Leiden beheben oder zumindest lindern. Obwohl oft schon der Geruch allein genügt, um die Stimmung eines Menschen zu verändern, können die Öle auf verschiedene Arten eingesetzt werden.

WAS SIND ÄTHERISCHE ÖLE?

Ätherische Öle (aromatische Essenzen) sind überaus konzentriert und sollten folglich nur in sehr geringen Mengen angewendet werden. Obwohl sie Öle heißen, sind sie nicht fettig; ihre Konsistenz kann zwischen wässrig und dickflüssig schwanken. Die meisten ätherischen Öle verdunsten, wenn man sie offen stehen läßt.

Nicht immer hat ein ätherisches Öl dieselben heilenden Kräfte wie die ganze Pflanze, aus der es gewonnen wird. Das hängt damit zusammen, daß die Pflanze eine Reihe von Aktivkomponenten enthält, die bei der Destillation entweichen. Viele Öle wirken jedoch antiseptisch und sind, wie Laborversuche gezeigt haben, in der Lage, Bakterien zu vernichten. Auf infizierte Wunden gegeben, sind Kamille und Lavendel beispielsweise erwiesenermaßen wirksamere Antiseptika als Phenol (ein starkes, synthetisch hergestelltes Desinfektionsmittel).

Wenn wir ätherische Öle bzw. Kräuter verwenden, nutzen wir die gesamte Pflanze und nicht nur einen ihrer Bestandteile. Ein Beispiel: Menthol wird aus der Pfefferminze gewonnen und in der pharmazeutischen Industrie in Verbindung mit anderen, meist synthetischen chemischen Stoffen vielfältig weiterverarbeitet – zu Medikamenten gegen Erkältung, Grippe und Verdauungsbeschwerden. Die Pfefferminze selbst ist ein bewährtes Mittel gegen Blähungen und wirkt als Antiseptikum bei starkem Katarrh. Durch die Verwendung der gesamten Pflanze, sei es als Tee oder Öl, werden die Ursachen der Erkrankungen (verstopfte Nebenhöhlen, mentale Erschöpfung etc.) mitbehandelt. Es ist also wesentlich sinnvoller, ein völlig natürliches Heilmittel zu wählen und nicht ein künstlich hergestelltes Produkt, das lediglich darauf angelegt ist, die Symptome zu bekämpfen.

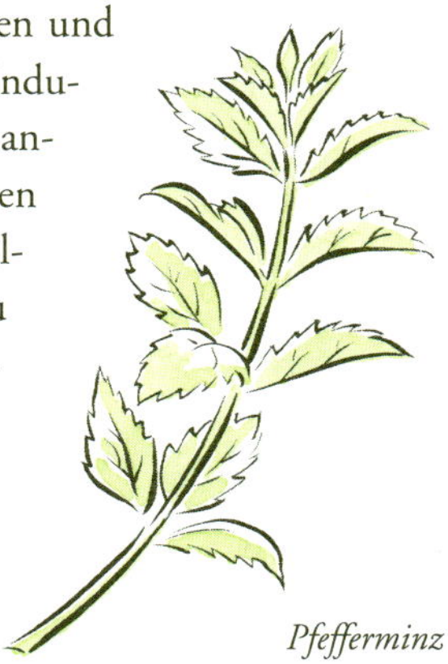

Pfefferminz

Thymian ist ein ähnliches Beispiel. Zwei der Hauptbestandteile der Pflanze, Thymol und Carvacrol, werden von der pharmazeutischen Industrie isoliert und häufig angewendet. Interessant ist, daß Thymian-Öl je nach Bedarf beruhigend oder anregend wirken kann. Diese Eigenschaft finden wir übrigens bei einer ganzen Reihe von ätherischen Ölen. Sowohl Geranium als auch Ylang-Ylang regulieren die Talgproduktion und sind deshalb sowohl bei zu trockener als auch bei zu fetter Haut wirksam (Talg ist ein Öl, das von den Talgdrüsen produziert wird und die Haut mit einer dünnen Fettschicht überzieht, die ein Austrocknen verhindert).

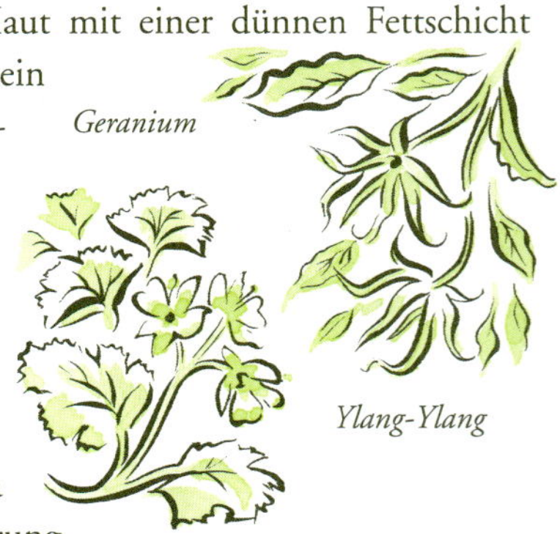

Geranium

Ylang-Ylang

Im 19. Jahrhundert entwickelte der französische Parfümeur Piesse eine Skala zur Kategorisierung der verschiedenen Düfte, die als Duftnoten wie

Musiknoten in ein Liniensystem eingetragen werden. Diese Kategorien entsprechen den drei Phasen des Duftablaufs, das heißt, sie legen fest, wie lange ein bestimmter Duft zum Verdunsten braucht. Die Öle, die am schnellsten verdunsten, heißen Kopfnoten (Tête), und ihr Duft hält meist nur minutenlang an. Wenn Sie eine Duftmischung oder ein Parfüm riechen, dann nehmen Sie als erstes die Kopfnoten wahr. Solche Öle wirken in der Regel stimulierend und energiefördernd. Als nächstes folgen die Öle der Herznote (Coeur), deren Aroma einige Stunden lang vorhält. Diese Öle bilden den Körper eines Parfüms,, sie bestimmen den Charakter einer Duftmischung. Herznoten wirken ausgleichend und harmonisierend. Öle, deren Duft besonders lange haftet, werden als Basisnoten (Fond) bezeichnet und haben eine beruhigende und entspannende Wirkung. Solche Basisnoten lassen sich sehr leicht identifizieren – zu ihnen gehören Myrrhe, Patchouli und Sandelholz. Kopf- und Herznoten überschneiden sich bisweilen in der Klassifikation, je nach Wachstums- und Erntebedingungen.

Die feine Molekularstruktur der ätherischen Öle ist dafür verantwortlich, daß sie von Haut und Schleimhäuten leicht aufgenommen werden können; deshalb dringen sie schnell in die Blutbahn. Allerdings werden sie auch rasch eliminiert und haben den Körper meist schon vier bis sechs Stunden nach der Absorption wieder verlassen. Die verschiedenen Bestandteil-Gruppen der ätherischen Öle sind im nachfolgenden Unterkapitel aufgeführt.

Die Lagertemperatur kann bei verschiedenen Ölen eine Rolle spielen. Ist die Luft zu kühl, werden beispielsweise Zitrusöle leicht trüb. Dasselbe gilt für Ylang-Ylang. Einige Öle werden bei niedrigeren Temperaturen dickflüssiger, manche fast fest.

Obwohl die Grundbestandteile ätherischer Öle stets dieselben sind, können die heilenden Kräfte aus verschiedenen Gründen variieren. Öl von zwei Pflanzen, die derselben Gattung angehören, jedoch in unterschiedlichen Erdteilen oder auf unterschiedlicher Höhe gewachsen sind, werden vermutlich eine unterschiedliche Gewichtung der Einzelbestandteile aufweisen. Selbst Pflanzen aus derselben Region können sich diesbezüglich von Jahr zu Jahr unterscheiden. Diese Variationen hängen mit veränderten Wachstumsbedingungen (Bodenbeschaffenheit, Klima etc.) zusammen, die sich dann wiederum auf das Verhältnis der Bestandteile des ätherischen Öls auswirken. Bleibt ein signifikanter Unterschied bei einer bestimmten Pflanzensorte in einer bestimmten Region mehrere Jahre lang konstant, so spricht man von einem »Chemotyp«, der sich durch diese Bezeichnung vom normalerweise für die betreffende Region üblichen »Standard«-Öl unterscheidet. Klimatische Veränderungen beim Pflanzenwachstum können sich ebenfalls auf das Aroma eines Öls auswirken, haben auf seine Qualität jedoch normalerweise keinen Einfluß. Tatsächlich dürfte es sogar so sein, daß die Qualität eines Öls, das Jahr für Jahr absolut identisch duftet, angezweifelt werden muß. Synthetisch produzierte Düfte sind nämlich sehr leicht konstant zu halten – die Natur dagegen kreiert immer neue Variationen.

DIE CHEMISCHEN EIGENSCHAFTEN ÄTHERISCHER ÖLE

Die Bestandteile der ätherischen Öle werden gemäß ihrer chemischen Gruppe klassifiziert. Dabei kann ein ätherisches Öl weit über hundert Einzelkomponenten enthalten (die Hauptbestandteile aller in diesem Buch genannten aromatischen Essenzen sind in Kapitel zwei aufgeführt). Nachfolgend werden Ihnen lediglich die wichtigsten chemischen und funktionellen Gruppen mit jeweils einer kurzen Beschreibung ihrer Funktion vorgestellt.

ALKOHOLE

Alkohole sind Lösungsmittel (Flüssigkeiten, die feste Stoffe lösen können). Sie wirken meist anregend sowie antiseptisch und desinfizierend. Aromatische Essenzen mit einem hohen Alkoholanteil sind in der Regel nicht toxisch und sind somit relativ gefahrlos anzuwenden. Zu solchen Ölen gehören neben anderen Lavendel, Geranium, Tea-Tree, Neroli und Rosenholz.

ALDEHYDE

Aldehyde sind häufig für den Duft einer Pflanze verantwortlich. Sie scheinen den Hauptbestandteil von Zitrone, Lemongrass und Melisse auszumachen. Aldehyde werden oft bei der Herstellung von Lösungen verwendet.

ESTER

Ester entstehen unter Wasserabspaltung aus organischen Säuren und Alkoholen. Wegen ihres fruchtigen Aromas werden sie häufig als Riech- und Geschmacksstoffe verwendet. Sie wirken meist beruhigend und krampflösend. In ätherischen Ölen treten Ester meist in nur sehr kleinen Mengen auf. Esterhaltige Öle sind unter anderen Muskatellersalbei und Lavendel.

KETONE

Ketone ähneln den Aldehyden, sind aber weniger reaktiv. Sie bestimmen die Hauptcharakteristika der Öle, in denen sie vorhanden sind, und wirken regulierend auf den Schleimfluß.

Eine ganze Reihe erfahrener Aromatherapeuten ist der Ansicht, daß Öle mit einem relativ hohen Ketonanteil wie Ysop und Salbei gefährlich sein können und nur mit großer Vorsicht angewendet werden sollten. Aus diesem Grunde empfehlen wir, diese Öle, die in Kapitel zwei näher beschrieben sind, nur unter Anleitung eines qualifizierten Therapeuten anzuwenden. Einige Öle enthalten das Keton Cineol (Eucalypton), das in entsprechend hoher Konzentration die Schleimhäute verätzen kann. Solche Öle sind Ingwer, Pfefferminze und Rosmarin.

PHENOLE

Diese schwachen Säuren haben desinfizierende sowie stimulierende Eigenschaften; sie sind hilfreich bei der Reinigung von Wunden und lindern außerdem den Schmerz. Ein gutes Beispiel ist Thymian, dessen ätherisches Öl all diese Eigenschaften in sich vereint, jedoch nur unter therapeutischer Anleitung benutzt werden sollte (vgl. Seite 41).

SÄUREN

Säuren beschleunigen chemische Reaktionen und haben antiseptische wie auch diuretische (entwässernde) Eigenschaften. Sie können auch fiebersenkend wirken.

SESQUITERPENE

Dieser chemischen Gruppe werden verschiedene Eigenschaften zugesprochen: Sie wirken krampflösend und stimulieren das Immunsystem. Das Sesquiterpen Azulen verleiht der Kamille, vor allem der Deutschen Kamille, ihre charakteristische blaue Farbe. In vielen weiteren Blüten-Ölen gibt es andere Sesquiterpene.

TERPENE

Terpene findet man in fast allen ätherischen Ölen. Es sind ungesättigte Kohlenwasserstoffe, die zum Teil für den Duft einer Pflanze verantwortlich sind. Je nach Konzentration können sie von Jahr zu Jahr verschieden sein.

METHODEN ZUR GEWINNUNG ÄTHERISCHER ÖLE

Um aus Pflanzenmaterial aromatische Essenzen zu gewinnen, werden verschiedene Methoden angewendet.

Welche man wählt, hängt nicht zuletzt mit dem Pflanzenteil zusammen, aus dem das ätherische Öl hergestellt werden soll.

WASSERDAMPF DESTILLATION

Diese Methode ist die gebräuchlichste Art der Ölgewinnung. Die Pflanzen werden auf ein Gitter gelegt, durch das ca. 110 °C heißer Wasserdampf gepreßt wird. Der Dampf löst die Essenzen aus den Pflanzen und trägt sie mit sich nach oben. Anschließend wird er durch ein gekühltes Rohr geleitet, wo der Dampf kondensiert. Die Essenzen (das ätherische Öl) sind in der Regel leichter als das Wasser, schwimmen also oben und können einfach abgeschöpft werden.

Es gibt jedoch einige wenige ätherische Öle, die schwerer als Wasser sind, ein Beispiel ist Vetiveröl. Häufig wird zur Beschleunigung des Vorganges in einem Vakuum gearbeitet.

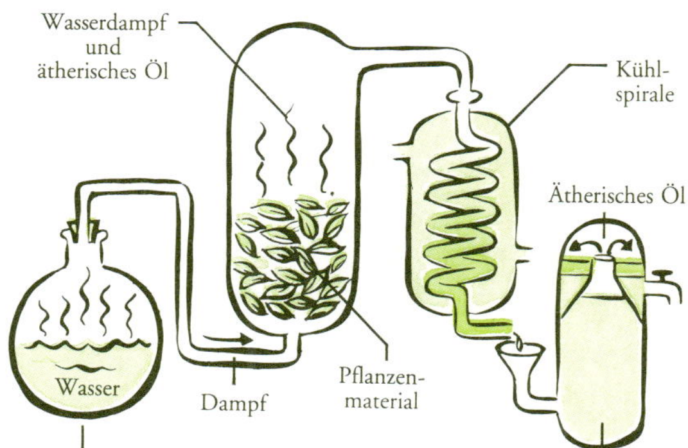

Wasserdampf-Destillation

ENFLEURAGE

Enfleurage ist die traditionelle Technik – inzwischen wird stattdessen die Solvent-Extraktion angewandt –, die Essenzen besonders feiner Blüten zu gewinnen, deren Aroma die Hitze bei der Dampfdestillation nicht unbeschadet überstehen würde. Auf diese Art werden etwa Jasmin und Neroli hergestellt.

Bei der Enfleurage werden die Blütenblätter über gereinigtes Fett gestreut, das die Essenzen aufnimmt. Wenn die Blüten nach Ablauf eines gewissen Zeitraums verblaßt sind, werden sie herausgefischt und durch neue ersetzt. Dieser Vorgang wird viele Wochen lang wiederholt, bis das Fett gesättigt ist. Nachdem sämtliche Blüten entfernt sind, wird das Fett in Alkohol gelöst und rund 24 Stunden lang maschinell geschüttelt, bis sich das ätherische Öl abgeschieden hat. Diese Öle heißen auch Pomaden.

KALTPRESSUNG

Mit dieser Methode gewinnt man die Essenzen aus Fruchtschalen. Hierzu werden Fruchtfleisch und weiße Haut entfernt. Den besten Erfolg erzielt man nach wie vor durch Schälen mit der Hand. Dann werden die Schalen ausgepreßt. Die gewonnene Flüssigkeit bleibt so lange stehen, bis sich das leichtere, oben schwimmende Öl problemlos abschöpfen läßt.

EXTRAKTION

Die konzentriertesten Essenzen erhält man durch Extraktion. Dabei werden die Blüten auf perforierte Metalltabletts gelegt und in hermetisch verschlossene Container gegeben.

An einem Ende befindet sich ein Lösungsmittel-Behälter, am anderen ein Vakuumdestillierapparat. Nun fließt das Lösungsmittel langsam über die Blüten, löst die ätherischen Öle daraus und läuft dann in den Destillierapparat. Die Lösung, die nach der Destillation wiederverwendet wird, hinterläßt eine halbfeste Substanz – »Concrete« genannt –, die das aromatische Material und das natürliche Wachs der Pflanze enthält. Die unlöslichen Wachse werden mit Alkohol herausgewaschen. Zurück bleibt eine qualitativ hochwertige »Absolue«.

MAZERATION

Diese Technik können Sie auch zu Hause anwenden, sofern Sie genügend Kräuter oder Blüten zur Verfügung haben. Um ätherische Öle durch Mazeration (Ziehenlassen) zu gewinnen, werden die Blätter oder Blüten einer Pflanze in ein sauberes Gefäß gegeben, das zu ungefähr einem Drittel mit dem Pflanzenmaterial gefüllt wird. Die restlichen zwei Drittel füllt man mit einem hochwertigen Basisöl auf (Mandel- und Jojobaöl sind zum Beispiel gut geeignet). Damit die Mischung nicht ranzig wird, muß das Gefäß luftdicht verschlossen und an einem warmen, aber dunklen Ort aufbewahrt werden. Dort bleibt es so lange, bis das Öl die Essenzen, darunter auch die Duftstoffe, aus den Blättern oder Blüten herausgelöst hat. Wenn das Pflanzenmaterial braun wird, sollte es durch frische Blätter ersetzt werden. Diesen Vorgang wiederholen Sie so oft, bis die gewünschte Konzentration erreicht ist. Wenn die Mischung genügend gezogen hat, kann sie verwendet werden. Sofern Sie sie dicht verschlossen und an einem dunklen Ort aufbewahren, kann sie mehrere Monate lang halten.

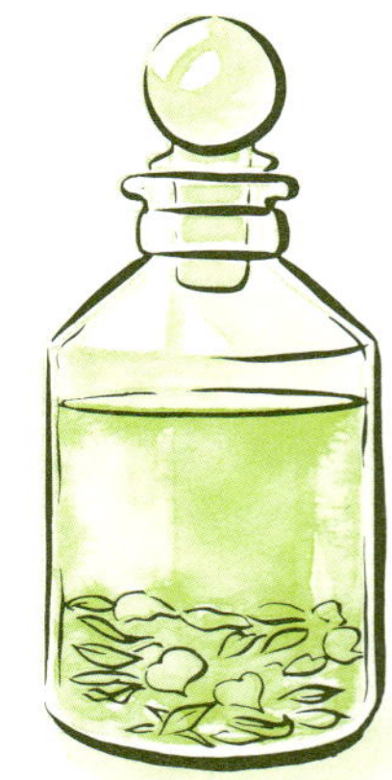

Mazeration

PERKOLATION

Die Perkolation ist eine relativ neue Methode zur Essenzengewinnung und deshalb noch nicht sehr verbreitet. Sie funktioniert ähnlich wie die Destillation, nur wird der Dampf hier oberhalb des Pflanzenmaterials produziert und durchdringt die Pflanzen von oben nach unten. Dann wird er in einer Röhre durch eine Reihe von Kühlbehältern (jeder kälter als der vorhergehende) geleitet, wo er kondensiert. Das Ergebnis ähnelt dem des Destillierens. Der Vorteil dieser Methode liegt darin, daß die Perkolation für die Gewinnung von Öl aus festen Pflanzenmaterialien wie etwa Holz geeigneter scheint, weil sie schneller arbeitet. Blütenwässer wie Rosenwasser, Orangenblütenwasser und Lavendelwasser sind Nebenprodukte des Destillationsprozesses.

VORSICHT BEI VERWENDUNG AROMATISCHER ESSENZEN

Aromatische Essenzen sind von Natur aus hochkonzentriert und können bei nachlässiger Verwendung Probleme hervorrufen.

Keinesfalls sollten Sie bei ätherischen Ölen die angegebene Dosierung überschreiten. Wenn Sie sich über die benötigte Menge nicht im klaren sind, ist es am besten, einen erfahrenen Aromatherapeuten zu konsultieren. Im Übermaß verwendet, können einige Öle sogar das genaue Gegenteil des gewünschten Effekts bewirken. Das gilt ganz besonders für Kräuter-Öle. Basilikum zum Beispiel wirkt normalerweise geistig anregend, kann in zu hoher Dosierung aber geradezu benommen machen. Richtig dosiert regt Schwarzer Pfeffer den Harntrieb an, zu viel davon kann jedoch die Nieren schädigen. Ähnliches gilt für die Wacholderbeere, deren ätherisches Öl gleichfalls harntreibend wirkt; überdosiert kann es hingegen zu Harnverhaltung führen. Wie bei so vielen Dingen im Leben kommt es auch hier auf das richtige Maß an: Die richtige Menge kann ausgesprochen hilfreich sein, während dasselbe Mittel im Übermaß genossen die gegenteilige Wirkung hat. Wie Paracelsus sagte: »Allein die Dosis macht, daß ein Ding kein Gift ist.«

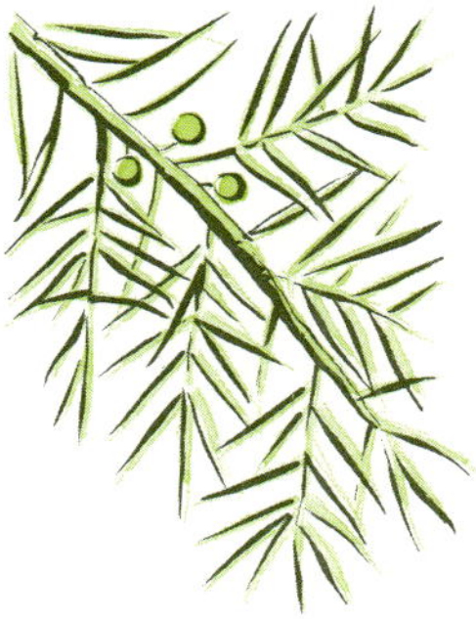

Wacholder

Auf diesem Prinzip beruht auch die Homöopathie, die mit minimalen Dosen das körpereigene Abwehrsystem stärkt. Jedes Heilmittel wird speziell für den Patienten zubereitet. Die Homöopathie basiert auf dem Grundsatz: »Similia similibus« – »Ähnliches [wird] durch Ähnliches [geheilt]«. Dies bedeutet, daß Heilmittel verabreicht werden, die genau die Symptome bewirken können, unter denen der Patient leidet. Ein homöopathischer Arzt wird also eine Substanz suchen, die in höheren Dosen beim Gesunden ein ähnliches Krankheitsbild hervorrufen würde. Diese Substanz wird dann – in sehr starken Verdünnungen – als Heilmittel verordnet. Dieses »Ähnlichkeitsgesetz« findet sich übrigens auch in der Physik bestätigt: Einen schwachen Magneten lädt man dadurch wieder auf, daß man ihn gleichpolig neben einen anderen Magneten legt. Der schwache Magnet wird nach einiger Zeit wieder aufgeladen sein und den anderen Magneten abstoßen.

Die Behandlung bestimmter Leiden durch ätherische Öle sollte nur unter Anleitung eines erfahrenen Aromatherapeuten erfolgen. Es gibt beispielsweise eine ganze Reihe von Ölen (darunter Lavendel, Majoran und Kamille), die als heiße Kompressen oder Massageöl Menstruationsbeschwerden lindern können. Da sie jedoch auf sehr spezifische Art und Weise wirken, sollte man bei der Auswahl den Rat eines Experten einholen. Auch Muskatellersalbei kann bei Monatsbeschwerden helfen, ist gleichzeitig jedoch ein menstruationsförderndes Mittel und sollte deshalb keinesfalls bei mittlerer oder starker Blutung eingesetzt werden. Es gibt noch eine ganze Reihe weiterer Öle, die in diese Kategorie fallen (siehe Kapitel 5).

Es kann bei der Aromatherapie sogar vorkommen, daß sich ein Leiden zunächst einmal verschlimmert, bevor es besser wird. Diese Anfangsverschlechterung tritt bei vielen Naturheilverfahren auf. Wacholder beispielsweise ist ein anerkanntes Mittel gegen Akne, kann den Hautzustand im Anfangsstadium der Behandlung aber noch verschlimmern. Wacholder regt die Ausscheidung von Giftstoffen an; wenn diese Gifte aber »geweckt« werden, kann das eine weitere Irritation der bereits angegriffenen Haut bedeuten. Sobald die Giftstoffe aber ausgeschieden sind, tritt eine sichtbare Verbesserung ein.

Einnehmen sollte man ätherische Öle ausschließlich nach den Anweisungen eines erfahrenen Aromatherapeuten. Einige Essenzen sind giftig, und obwohl in den meisten Fällen nur eine hohe Dosierung bleibende Schäden verursacht, ist es klüger, Vorsicht walten zu lassen. Aus diesem Grund müssen die Öle auch unbedingt für Kinder unzugänglich aufbewahrt werden! Als weitere Vorsichtsmaßnahme sollten alle Fläschchen mit einem Tropfeinsatz versehen sein, der ein unabsichtliches Auslaufen der Flüssigkeit verhindert.

Einige ätherische Öle sollte man nicht verwenden, wenn man gleichzeitig homöopathische Medikamente einnimmt, da dies die Wirksamkeit beeinträchtigen kann. Am besten konsultieren Sie einen Fachmann.

DIE HEILENDEN KRÄFTE DER ÄTHERISCHEN ÖLE

Jede Pflanze setzt sich aus unzähligen Bestandteilen zusammen. Viele, aber bei weitem nicht alle, sind bekannt. Die heilenden Kräfte der Pflanzen hängen wesentlich von dem Zusammenwirken dieser einzelnen Bestandteile ab. Die moderne Schulmedizin isoliert häufig einzelne Bestandteile, die eine bestimmte Heilwirkung verursachen, und verarbeitet sie – meist zusammen mit synthetischen Ingredienzien – zu einem künstlich hergestellten Medikament. Sehr häufig haben solche Medikamente eine ganze Reihe von unerwünschten Nebenwirkungen, die bisweilen schlimmer sind als die Linderung, die die Arznei verschafft. Obwohl Naturheilmittel normalerweise länger brauchen, um eine spürbare Besserung zu erzielen, sind sie doch sanfter zum Körper und langfristig meist auch wirksamer als »chemische« Arzneien. Das Ganze besitzt also deutlich größeren Wert als die einzelnen, aus dem natürlichen Zusammenhalt gerissenen Bestandteile. Auch trifft es bei weitem nicht immer zu, daß ein ätherisches Öl mit einem bestimmten, als sensibilisierend bekannten Bestandteil, als Ganzes sensibilisierend wirkt. Es kommt öfters vor, daß die Kombination eines Sensibilisators mit anderen Bestandteilen die sensibilisierende Wirkung aufhebt. Die Natur ist und bleibt zweifelsohne der größte Chemiker und Pharmazeut!

In seinem Buch »Aroma-Therapie« spricht Jean Valnet über den Wert ätherischer Öle in ihrem natürlichen Zustand – im Gegensatz zur Verwendung lediglich ihrer Hauptbestandteile. Zitronen-Essenz etwa hält er für das wirksamste Antiseptikum überhaupt. So haben Untersuchungen ergeben, daß die Dämpfe natürlicher Zitronen-Essenz binnen kürzester Zeit eine ganze Reihe von Bakterien unschädlich machen können. Valnet betont, daß die komplette Essenz der Pflanze wesentlich wirksamer sei als ihr wichtigster Bestandteil. Darüber hinaus seien sogar die Bestandteile, die nur einen geringen Prozentsatz des Ganzen ausmachen, wirksamer als der isolierte Hauptbestandteil. Dies, so Valnet, sei ein Beispiel für Synergismus (das Zusammenwirken von Substanzen, die sich gegenseitig fördern und ergänzen). Valnet empfiehlt Zitronen-Essenz gegen eine ganze Reihe von Krankheiten. Dabei darf man jedoch nicht vergessen, daß Jean Valnet Arzt ist; einem Aromatherapeuten ist es nicht erlaubt, derartige Aussagen zu machen. Wir können nur hoffen, daß immer mehr Ärzte sich für Valnets Arbeit interessieren und sie fortführen.

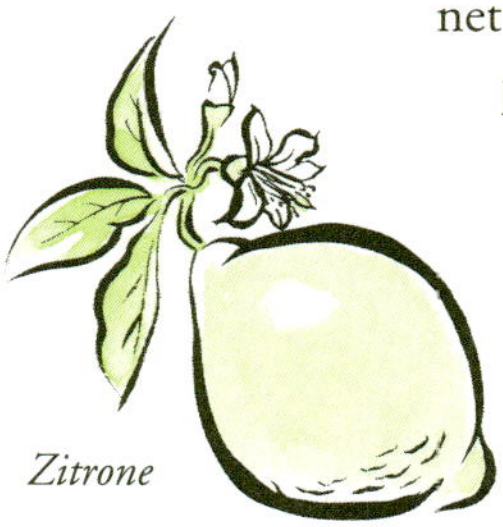

Zitrone

Eine einzelne aromatische Essenz kann je nach Anzahl ihrer Einzelkomponenten mehrere verschiedene Anwendungsgebiete haben. Ebenso können meist auch mehrere verschiedene Essenzen gegen bestimmte Beschwerden angewendet werden. Dieser Tatsache verdanken wir unter anderem die Möglichkeit, bei der Auswahl des ätherischen Öls persönliche Präferenzen berücksichtigen zu können.

Einige ätherische Öle enthalten Bestandteile, die mit unserem Körper besonders gut harmonieren. So ist Fenchel bekannt für seinen positiven Einfluß auf

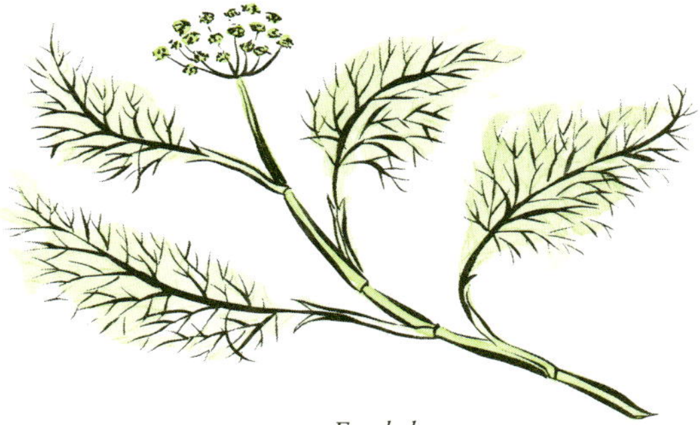

Fenchel

die weiblichen Geschlechtsorgane. Dies ist auf ein Pflanzenhormon zurückzuführen, das in seiner Wirkungsweise dem Östrogen ähnelt. Während der Wechseljahre sinkt der Östrogenspiegel, was zu verschiedenen Beschwerden führen kann: Kopfschmerzen, psychische Labilität, Schweißausbrüche, Schlaflosigkeit etc. Fenchel kann in dieser Zeit der hormonellen Umstellung helfen, die Schwankungen des Östrogenspiegels zu mindern.

Weitere Informationen zu Beschwerden, gegen die die einzelnen Essenzen helfen, finden Sie in Kapitel zwei.

BESTIMMUNG DES REINHEITSGRADES ÄTHERISCHER ÖLE

Es ist außerordentlich wichtig, daß die ätherischen Öle, die Sie bei der Aromatherapie verwenden, ganz und gar naturrein sind und ohne irgendwelche Zusätze hergestellt (sprich gewonnen) wurden. Wenn ein Produkt als »ätherisches Öl« verkauft wird, heißt das noch lange nicht, daß es auch naturrein und tatsächlich nach einer der oben beschriebenen Methoden hergestellt ist. Um Geld zu sparen, mischen einige Hersteller bestimmte aromatische Essenzen mit billigeren Ersatzölen. Rose zum Beispiel kann mit Geranium oder Palmarosa verdünnt werden (beides wesentlich preiswertere Öle). Natürlich können auch solche gemischten Essenzen noch reine Aromatherapie-Produkte sein. Oft kann man die Reinheit am Preis feststellen: Wenn Rose und Jasmin ähnlich preiswert sind wie Lavendel oder Geranium, liegt der Schluß nahe, daß sie nicht die für die Aromatherapie nötige Qualität haben.

Angeboten werden auch synthetische Öle, oft unter der Bezeichnung »naturidentisch«, was heißt, daß sie sowohl von der Zusammensetzung der Hauptbestandteile als auch vom Duft her dem natürlichen Öl entsprechen. Wichtig ist hier das Wort Hauptbestandteile, denn es ist absolut unmöglich, alle Bestandteile nachzuahmen und so eine wirklich identische Zusammensetzung zu erreichen.

Detaillierte analytische Informationen über eine bestimmte Essenz erhält man mit den Methoden der Chromatographie und der Massenspektralanalyse. Bei der Chromatographie werden die ätherischen Öle in ihre Bestandteile zerlegt und auf einem Bild sichtbar gemacht. Auf diese Art lassen sich synthetische und gepanschte Öle von reinen Naturprodukten unterscheiden. Außerdem kann man die Öle auf Rückstände von giftigen Lösungsmitteln, Schädlingsbekämpfungsmitteln und Radioaktivität untersuchen. Natürlich sind diese Untersuchungsmethoden äußerst kostspielig.

Ein einfacher Test, den Sie selbst machen können, besteht darin, ein paar Tropfen Öl auf ein Tuch oder ein Stück Löschpapier zu träufeln. Ein qualitativ hochwertiges Öl wird keine Spuren hinterlassen, wenn es verdunstet ist; wurde es dagegen verdünnt, bleibt meist ein Fettrand zurück. Reine aromatische Essenzen sind nicht fettig. Da die ätherischen Öle verschieden lange Verdunstungszeiten haben, kann dieser Test eine Weile dauern.

Bedenken Sie immer, daß der Duft eines bestimmten Öls von Jahr zu Jahr je nach Wachstumsbedingungen leichte Abweichungen erfahren kann.

Wenn Sie die Essenzen zur Aromatherapie verwenden wollen, müssen Sie unbedingt darauf achten, daß das gekaufte Öl von der richtigen botanischen Spezies herstammt, da nicht alle Pflanzenarten die gewünschte therapeutische Wirkung haben. Jede Pflanze hat einen wissenschaftlichen Namen, der ihre einzigartigen Charakteristika belegt. Diese lateinischen Doppelnamen sind weltweit gleich. Der erste Teil bezeichnet die Pflanzenfamilie, der zweite definiert den Pflanzentyp oder die -spezies. Wenn Sie sichergehen wollen, daß das ätherische Öl Ihrer Wahl für die Aromatherapie geeignet ist, fragen Sie nach dem lateinischen Namen und vergleichen Sie ihn mit dem in diesem Buch (in Kapitel zwei) genannten. Außerdem sollten Sie vergleichen, aus welchem Pflanzenteil die Essenz gewonnen wurde. Wacholderöl beispielsweise sollte (für die Verwendung in der Aromatherapie) nur aus den Beeren stammen. Es gibt ein minderwertigeres Öl aus den Zweigen, das jedoch nicht empfehlenswert ist. Wenn der Hersteller einer Essenz den lateinischen Namen und den Pflanzenteil, aus dem sie gewonnen wurde, nicht nennen kann, sollten Sie die Produkte einer anderen Firma kaufen, die dazu in der Lage ist.

Um die Qualität eines ätherischen Öls zu prüfen, kann man eine Reihe verschiedener Test durchführen, die jedoch – wie bereits erwähnt – teuer sind und darüber hinaus mit jeder Lieferung neu durchgeführt werden müssen. 1985 gründete Bernie Hephrun, Fachberater der Autorin dieses Buches, Charla Devereux, in Großbritannien die Natural Oil Research Association (NORA), die nach eingehenden Kontrollen das Aromark-Siegel verleiht, das für Reinheit und Qualität bürgt (Präsident der NORA ist der Münchener Universitätsprofessor Dietrich Wabner; Adresse siehe Seite 111).

Noch tragen nicht alle naturreinen Essenzen dieses Siegel, aber es gewinnt weltweit an Anerkennung, und auch für den deutschen Sprachraum ist die Einführung eines ähnlichen Zeichens geplant. Leider sind bislang nur wenige deutsche Firmen bereit, sich auf Qualität testen zu lassen. In diesem Zusammenhang sind zwei Gremien zu nennen: der BNN (Bundesverband Naturkost und Naturwaren) in Köln und das FORUM ESSENZIA, ein gemeinnütziger Verein, der sich Förderung, Schutz und Verbreitung der Aromatherapie zur Aufgabe gesetzt hat. Hier arbeiten Heilpraktiker, Ärzte, Ernährungsberater, Baubiologen, Köche, Apotheker und andere Fachleute verschiedenster Gebiete an Themen wie Qualität von ätherischen Ölen, Anwendungsmöglichkeiten etc. (siehe Nützliche Adressen, Seite 111).

ÄTHERISCHE ÖLE UND PARFÜMS

Ätherische Öle sind die älteste Form von Parfüm. Ursprünglich wurden sie sowohl ihres Duftes als auch ihrer therapeutischen Wirkungen wegen verwendet.

Moderne Parfümhersteller benutzen eine Anzahl verschiedener Ingredienzien:

- Aromatische Öle – nur für hochwertige Parfüms verwendet man noch ätherische Öle;
- Naturprodukte tierischen Ursprungs – wie graue Ambra, Zivet und Moschus, obwohl auch diese inzwischen größtenteils durch synthetische Chemikalien ersetzt sind;
- Alkohol – als Lösungsmittel für die aromatischen Öle;
- Synthetische Substanzen – sie sollen das Aroma natürlicher Düfte imitieren. Zu diesem Zweck werden manchmal bestimmte Bestandteile ätherischer Öle benutzt und dann mit anderen Substanzen kombiniert.

Die heutigen kommerziell hergestellten Parfüms dienen ausschließlich als Duftstoffe und haben keinerlei therapeutische Wirksamkeit mehr – selbst dann nicht, wenn noch Bestandteile ätherischer Öle verwendet wurden. Um therapeutisch wirksam zu sein, muß die Essenz als Ganzes verwendet werden. Natürlich ist es möglich, aus aromatischen Essenzen Ihr eigenes, ganz persönliches Parfüm zusammenzustellen (siehe Kapitel drei).

Kapitel 2

DIE ÄTHERISCHEN ÖLE VON A BIS Z

Nachfolgend werden die Pflanzen beschrieben, aus denen die wichtigsten ätherischen Öle für die Aromatherapie gewonnen werden. Bei jeder sind die Methode der Gewinnung und die jeweils benutzten Pflanzenteile genannt; es folgt eine kurze Charakteristik hinsichtlich ihres Ursprungs, ihrer Eigenschaften und traditionellen Anwendungsgebiete sowie eine Auflistung der wichtigsten Bestandteile. Häufig schließt sich noch ein unbedingt zu beachtender Hinweis bezüglich der Indikation u. ä. an.

Alle der aufgeführten Essenzen können Sie gefahrlos anwenden, solange Sie sich an die angegebenen Richtlinien halten. Bei falscher Anwendung sind manche der Öle giftig; sie sollten daher nur unter Anleitung eines qualifizierten Aromatherapeuten verwendet werden! Aus eben diesem Grund finden Sie derartige Essenzen nicht in Kapiteln, die die Anwendung behandeln. Bitte beachten Sie unbedingt die Warnung, bevor Sie das betreffende ätherische Öl benutzen! Wenn Sie sich nun noch an die übrigen Informationen zur Anwendung der Essenzen halten, können Sie die Öle gefahrlos nutzen.

Bei der Angabe der Bestandteile haben wir uns auf die Nennung der wichtigsten beschränkt, weil viele ätherische Öle weit über hundert Bestandteile enthalten.

BASILIKUM *Ocimum basilicum*

Kopfnote; Wasserdampfdestillat aus Blüten undBlättern

URSPRUNG

Beheimatet in Südasien und im Mittleren Osten. Wird in Mittel- und Südeuropa, Nordafrika, Asien und Mittelamerika angebaut. In Italien gelten die Blätter wegen ihrer Herzform als Symbol der Liebe. Der Name Basilikum kommt aus dem Griechischen (Basilikon phuton) und bedeutet soviel wie »Königliches Kraut«. Ocimum leitet sich von dem griechischen Wort für Riechen ab, was vermutlich mit dem durchdringenden Duft dieser Pflanzen zusammenhängt. Basilikum wird in der chinesischen Medizin seit vielen Jahrhunderten verwendet. Im Hinduismus (Indien) wird es seit jeher als Krischna und Wischnu geweihte Pflanze verehrt und gilt als Schutzgeist der Familie.

HAUPTBESTANDTEILE

Alkohole: Linalool; Ketone: Borneol, Camphol, Cineol; Phenole: Methylchavicol, Eugenol; Terpene: Ocimen, Pinen, Sylvestren.

EIGENSCHAFTEN

Eine erfrischende, stimulierende Essenz. Hervorragendes Nerventonikum, fördert die Konzentrationsfähigkeit und macht den Kopf klar.

TRADITIONELLE ANWENDUNGSGEBIETE

Infektionen im Brustraum (Keuchhusten); Verdauungsbeschwerden, Kopfschmerzen und Migräne; gutes Insektenschutzmittel.

WARNUNG

Muß unbedingt stark verdünnt werden, da es Hautirritationen verursachen kann! Kann bei falscher Anwendung sowohl zu stark anregend als auch ermüdend wirken. Nicht während der Schwangerschaft verwenden.

BENZOE (RESINOID)

Styrax tonkinensis

Basisnote; Harz aus der Baumrinde

URSPRUNG

Benzoebäume werden in Java, Kambodscha, Vietnam, China und Thailand angebaut. Aus V-förmigen Einschnitten in der Rinde liefern sie die Benzoe, die aufgefangen wird. Nach dem Erhärten werden die Harzkörner gesammelt und durch Lösung in Holzgeist zu einem Resinoid umgewandelt. Auch als »Balsam« bekannt. Früher glaubte man mit Benzoedämpfen böse Geister vertreiben zu können. Bei der Herstellung von Parfüms dient Benzoe als natürliches Fixativ.

HAUPTBESTANDTEILE

Säuren: Benzoesäure; Aldehyde: Vanillin; Ester: Benzoesäurebenzylester.

EIGENSCHAFTEN

Ein schweres Öl mit feinem Vanillegeruch, wirkt als Antioxidans und konservierend. Durchdringend, wärmend, kräftigend.

TRADITIONELLE ANWENDUNGSGEBIETE

Bei Erkrankungen der Atemwege und besonders geeignet zum Inhalieren bei Erkältungen. Soll auch gegen Gicht und rheumatische Arthritis helfen. Regt den Kreislauf an.

Obwohl manche Aromatherapeuten Benzoe Resinoid anwenden, ist sie genau genommen kein ätherisches Öl, sondern vielmehr ein in Alkohol gelöstes Harz.

WARNUNG

In großen Mengen angewendet, kann Benzoe schläfrig machen.

Die Verwendung des Öls der Sumatrabenzoe (Styrax benzoin) ist nicht zugelassen, weil sie Zimtsäure enthält, die beim Erwärmen mit Kaliumpermanganatlösung Benzaldehyd (Bittermandelgeruch) entwickelt.

BERGAMOTTE *Citrus bergamia*

Kopfnote; kalt gepreßtes Öl aus der äußeren Fruchtschale

URSPRUNG

Der Bergamottebaum, ein Rautengewächs, wurde zuerst in der Umgebung der Stadt Bergamo kultiviert – daher auch der Name. Inzwischen baut man Bergamotte auch an der Elfenbeinküste an. Die Früchte sehen aus wie kleine, grünlich-gelbe Orangen. In Italien gilt Bergamottöl als Hausmittel gegen Fieber und Würmer.

HAUPTBESTANDTEILE

Alkohole: Linalool, Nerol, Terpineol; Ester: Linalylazetat; Lacton: Bergapten*; Terpene: Dipenten, Limonen.

(*Bergapten ist der Bestandteil der Bergamotte, der die Lichtempfindlichkeit erhöht. Es gibt jedoch eine Art Bergamottöl, bei dem der Bergapten-Anteil so niedrig ist, daß dieses Problem vernachlässigbar wird. Dieses Bergamottöl, das auf dem deutschen Markt allerdings leider noch nicht erhältlich ist, heißt Bergamotte FCF und ist unbedingt empfehlenswert.)

EIGENSCHAFTEN

Angenehm fruchtiger Zitrusduft. Stimmungshebend und nervenberuhigend. Ausgezeichnetes Antiseptikum.

TRADITIONELLE ANWENDUNGSGEBIETE

Infektionen der Harnwege und des Darmtrakts, Depressionen und Angstneurosen. Sehr gutes Hautpflegemittel. Wirksames Deodorant und angenehm in der Duftlampe. Bergamottöl wird allgemein in der Parfümerie verwendet. Allgemein bekannt dürfte der Duft durch den Earl Grey Tee und einige Sorten Kölnisch Wasser sein.

WARNUNG

Bergamotte darf keinesfalls direkt und unverdünnt mit der Haut in Berührung kommen und auch sonst nie unverdünnt angewandt werden, weil es die Pigmentbildung beeinflußt und zu Haut- und Sonnenflecken führt (aus diesem Grund findet man Bergamotte zuweilen in Bräunungsmitteln; dabei ist es kein Sonnenschutzmittel). Die Lichtempfindlichkeit wird kaum beeinträchtigt, wenn man das bisher nur im Ausland erhältliche Bergamotte FCF verwendet.

CAJEPUT *Melaleuca leucadendron*

Kopfnote; Wasserdampfdestillat aus Blättern und Knospen des Baumes

URSPRUNG

Der Name leitet sich von dem indonesischen Wort »kaju putih« ab, was »Weißbaum« bedeutet. Diese Myrtenheideart ist in Australien, Indien und Malaysia heimisch, wird inzwischen jedoch in vielen tropischen Klimazonen, vor allem in Sumpfgebieten kultiviert. Cajeput galt als Allheilmittel gegen Hauterkrankungen und Magenschmerzen.

HAUPTBESTANDTEILE

Alkohol: Terpineol; Aldehyd: Benzaldeyd; Keton: Cineol; Terpene: Dipenten, Limonen, Pinen.

EIGENSCHAFTEN

Durchdringender, medizinischer Geruch (eukalyptusartig). Sehr wirksames Anregungsmittel.

TRADITIONELLE ANWENDUNGSGEBIETE

Als Antiseptikum in der Zahnheilkunde und in der pharmazeutischen Industrie, aber auch als Tee und als Schutz gegen Insekten verwendet.

WARNUNG

Ein starkes ätherisches Öl, das mit Vorsicht benutzt werden sollte. Kann die Haut, vor allem die Schleimhäute reizen. Wir empfehlen, dieses Öl nur unter Anleitung eines erfahrenen Aromatherapeuten anzuwenden.

ESTRAGON *Artemisia dracunculus*

Basisnote; Wasserdampfdestillat aus den Blättern

URSPRUNG

In Südeuropa heimisch. Galt als Gegengift bei Schlangenbissen und bei Hundebißwunden – daher könnte auch der lateinische Name dracunculus stammen, was soviel wie »kleiner Drache« bedeutet.

HAUPTBESTANDTEILE

Phenole: Methylchavicol; Terpene: Ocimen, Phellandren.

EIGENSCHAFTEN

Wärmend, regulierend und anregend.

TRADITIONELLE ANWENDUNGSGEBIETE

Wichtiger Bestandteil der französischen Küche, soll appetitanregend wirken.

WARNUNG

Sollte nur unter Anleitung eines erfahrenen Aromatherapeuten angewendet werden, da bei falscher Anwendung die positive Wirkung ins Gegenteil umschlagen kann. Nicht während der Schwangerschaft benutzen.

EUKALYPTUS

(SIEHE KAPITEL SIEBEN)

FENCHEL (SÜSS)

Foeniculum vulgare

Herznote; Wasserdampfdestillat aus zerstoßenen Samen

URSPRUNG

Von dem lateinischen Wort fenum, was »Heu« bedeutet. Fenchel wächst in weiten Teilen Europas wild. Die Römer glaubten, er sei gut für die Augen und wirke außerdem gegen Fettleibigkeit. Einem Kräuterbuch aus dem 6. Jahrhundert zufolge wurde er in China zum Würzen von Fleisch benutzt. Im Mittelalter galt Fenchel als Schutz gegen teuflische Mächte.

HAUPTBESTANDTEILE

Säuren: Anissäure, Cuminsäure; Phenole: Anethol, Methylchavicol; Terpene: Camphen, Dipenten, Limonen, Phellandren.

EIGENSCHAFTEN

Ausgezeichnetes Mittel gegen Blähungen, gut für die Verdauung. Gutes Diuretikum (entwässernd).

TRADITIONELLE ANWENDUNGSGEBIETE

Wird gegen Cellulitis und Fettleibigkeit eingesetzt. Soll bei Schlangenbissen und giftigen Pflanzen als Gegengift wirken. Ausgleichend bei Alkoholvergiftung.

WARNUNG

Nicht bei Kindern oder bei Epileptikern anwenden. Kann bei empfindlicher Haut Reizungen auslösen.

FICHTENNADELN *Abies sibirica*

Herznote; Wasserdampfdestillat aus den Nadeln und Zapfen

URSPRUNG

Fichtennadelöl wird aus der Schottischen oder Norwegischen Fichte gewonnen. Das Harz aus dem Stamm vieler Fichten- und Föhrenarten dient zur Herstellung von Terpentinöl, einem Lösungsmittel, das hauptsächlich in Lacken und Ölfarben Verwendung findet.

HAUPTBESTANDTEILE

Alkohole: Borneol; Ester: Bornylacetat, Terpinylacetat; Sesquiterpene: Cadinen; Terpene: Camphen, Dipenten, Phellandren, Pinen, Sylvestren.

EIGENSCHAFTEN

Durchdringender, frisch-würziger Duft. Starkes Antiseptikum.

TRADITIONELLE ANWENDUNGSGEBIETE

Häufiger Bestandteil von Desinfektionsmitteln, Reinigungsmitteln und Raumsprays.

WARNUNG

Kann Hautreizungen auslösen.

GERANIUM

(SIEHE KAPITEL SIEBEN)

GEWÜRZNELKE *Eugenia caryophyllata*

Basisnote; Wasserdampfdestillat aus den Blütenknospen

URSPRUNG

Der Nelkenbaum stammt aus Südostasien. In China wurde die Gewürznelke schon im 3. Jahrhundert v. Chr. gegen Mundgeruch und Zahnschmerzen eingesetzt. Eines der Lieblingsgewürze der alten Römer.

HAUPTBESTANDTEILE

Aldehyde: Furfurol; Ester: Methylsalicylat; Phenole: Eugenol; Sesquiterpene: Caryophylen; Terpene: Pinen.

EIGENSCHAFTEN

Wärmendes, würziges Tonikum. Starkes Antiseptikum.

TRADITIONELLE ANWENDUNGSGEBIETE

Bekanntes Hausmittel gegen Zahnschmerzen. Beliebtes Speisengewürz.

WARNUNG

Ein sehr starkes Öl, das mit Vorsicht verwendet werden sollte. Nicht für Massageöl geeignet, da es die Haut reizen kann.

INGWER *Zingiber officinale*

Basisnote; Wasserdampfdestillat aus den Wurzeln

URSPRUNG

Ingwer ist in Asien heimisch, wird aber in allen tropischen Klimazonen kultiviert. Die chinesische Medizin setzt Ingwer schon seit über 2000 Jahren wegen seiner leicht entwässernden Wirkung ein. Eines der ersten orientalischen Gewürze, die im Abendland eine bedeutende Rolle spielten – sowohl als Würzmittel für Speisen als auch der heilenden Kräfte wegen. Ingwer galt als Heilmittel gegen die Pest und wurde auch in Duftkugeln zur Verbesserung der Luft eingesetzt. In der chinesischen und der indischen Küche gilt er als Verdauungshilfe.

HAUPTBESTANDTEILE

Alkohole: Borneol; Aldehyde: Zitral; Ketone: Cineol; Sesquiterpene: Zingiberen; Terpene: Camphen, Limonen, Phellandren.

EIGENSCHAFTEN

Ein durchdringend riechendes, schweres Öl. Allgemein stimulierendes Tonikum.

TRADITIONELLE ANWENDUNGSGEBIETE

Appetitanregend. Verwendung in der Küche zum Kochen und Backen. Als Hilfsmittel gegen Reisekrankheit. Stimuliert den Blutkreislauf.

WARNUNG

Kann Hautirritationen auslösen. Nicht während der Schwangerschaft anwenden.

JASMIN *Jasminum officinale oder Jasminum grandiflorum*

Basisnote; Extrakt (mit Hilfe flüchtiger Lösungsmittel) aus den Blüten

URSPRUNG

Der »König der ätherischen Öle« stammt aus dem Himalaya und wird in China, Indien, Frankreich und dem Mittelmeerraum angebaut. Die Blüten werden bei Nacht geerntet, da sie dann am stärksten duften. Hindus winden daraus Girlanden zur Begrüßung ihrer Gäste.

HAUPTBESTANDTEILE

Alkohole: Benzyl, Farnesol, Geraniol, Linalool, Nerol, Terpineol; Ester: Linalylacetat, Methylanthranilat; Ketone: Jasmon; Phenole: Eugenol.

EIGENSCHAFTEN

Ausgezeichnetes Antidepressivum, aphrodisierend, sinnliches Stimulans.

TRADITIONELLE ANWENDUNGSGEBIETE

Zum Aromatisieren von Tees, als Aphrodisiakum. Idealer Duft während der Geburt. In der Kosmetikindustrie.

WARNUNG

In zu hoher Dosierung kann die erwünschte Wirkung ins Gegenteil umschlagen. Nicht während der ersten Schwangerschaftsmonate anwenden.

KAMILLE
Anthemis nobilis - RÖMISCHE KAMILLE
Matricaria chamomilla - DEUTSCHE KAMILLE

Herznote; Wasserdampfdestillat aus den Blüten

URSPRUNG

Der Name »Kamille« leitet sich von dem griechischen »chamaímélon« her, was eigentlich »Erdapfel« bedeutet – wohl weil die Pflanze in Bodennähe wächst und apfelähnlich duftet. Die Römische Kamille zählt zu den ältesten Heilpflanzen. Im antiken Ägypten galt sie als Arznei gegen eine Form der Malaria. Römische Kamille gedeiht in Mitteleuropa und Nordafrika, die Deutsche Kamille findet man vor allem in Deutschland, Ungarn und Rußland.

HAUPTBESTANDTEILE

Römische Kamille – Säuren: Angelikasäure, Methacrylsäure, Tiglinsäure; Sesquiterpene: Artemol, Azulen* in geringsten Spuren.

Deutsche Kamille – Aldehyde: Cumin; Sesquiterpene: Azulen*.

(*Azulen entsteht beim Destillationsverfahren. Die Deutsche Kamille hat einen höheren Azulengehalt als die Römische Kamille, daher ihre tiefblaue Farbe.)

EIGENSCHAFTEN

Das beste entzündungshemmende und antiallergische Öl (dies gilt besonders für die Deutsche

Kamille). Gut gegen Schmerzen in Muskeln und Organen (zum Beispiel Ohrenschmerzen). Beruhigend und entspannend. Die Heilkräfte des Azulen wirken besonders bei Narben. Kamille hat einen sehr niedrigen Giftgehalt und ist deshalb ausgesprochen hautfreundlich und auch für Kinder geeignet – solange die empfohlene Dosierung nicht überschritten wird.

TRADITIONELLE ANWENDUNGSGEBIETE

Gegen Verdauungsbeschwerden und Schlaflosigkeit. Vielfach verwendet bei Leber-, Milz- und Bauchbeschwerden sowie bei Schmerzen aller Art. Im Shampoo zur Aufhellung und Pflege blonder Haare. Als Tee zur Verdauungshilfe und zur Schlafförderung.

WARNUNG

Sollte in den ersten Monaten der Schwangerschaft nicht angewendet werden. Am wirksamsten in geringer Dosierung.

KAMPFER *Cinnamomum camphora*

Herznote; Wasserdampfdestillat aus dem Harz

URSPRUNG

Wird in China zum Einbalsamieren verwendet. Der Kampferbaum wächst in China, Borneo, Sri Lanka, Madagaskar und anderen subtropischen Klimazonen. Kampfer wird aber erst dann gewonnen, wenn die Pflanze mindestens fünfzig Jahre alt ist und die nötige Verstümmelung unbeschadet überstehen kann. Das Holz wird dann zerkleinert und in Wasser gekocht. Dabei steigt das Kampferharz an die Oberfläche und wird fest, sobald das Wasser abkühlt. Zur Gewinnung des ätherischen Öls wird das Harz dann über Wasserdampf destilliert.

HAUPTBESTANDTEILE

Alkohole: Borneol; Ketone: Campher; Terpene: Camphen, Pinen, Dipenten.

EIGENSCHAFTEN

Wirkt ausgleichend auf den Gefühlshaushalt und ist deshalb nützlich bei emotionalen Streßsituationen, Schock etc.; Kräftiges Stimulans – nur maßvoll anwenden.

TRADITIONELLE ANWENDUNGSGEBIETE

Stimulans für Herz, Kreislauf und Verdauung. Wird gegen niedrigen Blutdruck eingesetzt. Präventiv gegen Infektionskrankheiten. Dient auch als Insektizid und als Mottenmittel.

WARNUNG

Sollte ausschließlich unter Anleitung eines qualifizierten Aromatherapeuten angewendet werden. Überdosiert kann Kampfer Krämpfe und Erbrechen auslösen. Er reizt nicht nur die Haut, sondern kann auch lokal den Kreislauf beeinflussen und Sinnesnerven gefühllos machen. Keinesfalls gleichzeitig mit homöopathischen Medikamenten verwenden. Wer zu Epilepsie, Asthma oder Bluthochdruck neigt, sollte Kampfer überhaupt meiden. Nicht während der Schwangerschaft anwenden.

KORIANDER *Coriandrum sativum*

Kopfnote; Wasserdampfdestillat aus den Samen

URSPRUNG

Schon seit über 3000 Jahren bekannt, in frühen Sanskrit-Schriften erwähnt. Koriandersamen hat man in altägyptischen Grabmalen gefunden. Der Name leitet sich von dem griechischen Wort »kóris« ab, was »Wanze« heißt, und tatsächlich scheint die Pflanze nach diesen Insekten zu riechen. Glücklicherweise verströmen die Samen einen völlig anderen Duft. Koriander wird heute weltweit angebaut.

HAUPTBESTANDTEILE

Alkohole: Borneol, Geraniol, Linalool, Terpineol;

Ketone: Cineol; Terpene: Cymen, Dipenten, Phellandren, Pinen, Terpinen, Terpinolen.

EIGENSCHAFTEN

Wärmend und stimulierend.

TRADITIONELLE ANWENDUNGSGEBIETE

Kauen der Samen zur Anregung der Sekretion der Magensäfte. Wichtiger Bestandteil der Kartäuser und Benediktiner Kräuterliköre.

WARNUNG

In größeren Mengen verwendet, kann Koriander müde machen.

KÜMMEL *Carum carvi*

Kopfnote; Wasserdampfdestillat aus den Samen

URSPRUNG

Heimisch in Kleinasien, wird in Nordeuropa, Afrika und Sibirien angebaut. Schon im alten Ägypten wurde er sowohl als Arzneimittel wie auch als Gewürz verwendet. Die Römer liebten den Kümmelgeschmack besonders, und auch im elisabethanischen England war Kümmel weitverbreitet.

HAUPTBESTANDTEILE

Aldehyde: Azetaldehyd, Cumin, Furfurol; Ketone: Carvon; Terpene: Limonen.

EIGENSCHAFTEN

Wärmend und anregend.

TRADITIONELLE ANWENDUNGSGEBIETE

Gewürz im Kümmel-Schnaps.

WARNUNG

Sollte nur unter Anleitung eines qualifizierten Aromatherapeuten verwendet werden. Kann bei empfindlicher Haut Irritationen hervorrufen.

LAVENDEL (SIEHE KAPITEL SIEBEN)

LEMONGRASS
Cymbopogon citratus

Kopfnote; Wasserdampfdestillat aus Süßgras

URSPRUNG

Gedeiht wild in Malaysia und wird auf den Westindischen Inseln, in Brasilien und anderen tropischen Klimazonen kultiviert. Die traditionelle indische Medizin kennt Lemongrass zur Behandlung von Infektionskrankheiten und als fiebersenkendes Mittel.

HAUPTBESTANDTEILE

Alkohole: Farnesol, Geraniol, Nerol; Aldehyde: Citral, Citronellal; Terpene: Limonen, Myrcen.

EIGENSCHAFTEN

Erfrischendes, belebendes Öl. Antiseptisch und antibakteriell.

TRADITIONELLE ANWENDUNGSGEBIETE

In der Küche. Zur Abwehr von Insekten und als Bestandteil von Mitteln, die Tiere gegen Flöhe und Zecken schützen. Manchmal zur Mischung mit den ätherischen Ölen von Melisse und Eisenkraut, die beide wesentlich teurer sind.

WARNUNG

Nur in geringen Mengen anwenden. Kann bei empfindlicher Haut zu Irritationen führen.

MAJORAN *Origanum majorana oder Thymus mastichina*

Herznote; Wasserdampfdestillat aus den Blütenknospen

URSPRUNG

Majoran stammt aus dem Mittelmeerraum. Das lateinische Majorana heißt soviel wie »älter«, und man glaubte, daß das Kraut ein langes Leben gewähre. Auch die Griechen kannten Majoran: Origanum leitet sich von den griechischen Worten »oros«, Berg, und »ganos«, Freude, her. Eine andere Art von Majoran, Thymus mastichina, stammt aus Spanien.

HAUPTBESTANDTEILE

Alkohole: Borneol, Terpineol; Ketone: Campher; Sesquiterpene: Caryophylen; Terpene: Pinen, Sabinen, Terpinen.

EIGENSCHAFTEN

Ein Öl, das Körper und Seele erwärmt. Stimulierend. Menstruationsförderndes Mittel.

TRADITIONELLE ANWENDUNGSGEBIETE

Beliebtes Küchenkraut. Auch als Tee. Unter dem volkstümlichen Namen Wurstkraut bekannt, da es vielfach zum Würzen von Fleisch verwendet wird. Hilfreich bei Menstruationsbeschwerden.

WARNUNG

Kann in großen Mengen genommen schläfrig machen und die Aufnahmefähigkeit beeinträchtigen. Deshalb gilt Majoran auch als Anti-Aphrodisiakum. Nicht während der Schwangerschaft anwenden.

MANDARINE *Citrus nobilis oder Citrus madurensis oder Citrus reticulata*

Kopfnote; Kaltpressöl aus der Fruchtschale

URSPRUNG

Mandarinen kamen erstmals im 19. Jahrhundert nach Europa. Dieses »Öl der Freude« ist eines der wenigen ätherischen Öle, die man auch bei Kindern anwenden kann. In Frankreich wird es zur Behandlung von Bauchschmerzen bei Kindern verwendet.

HAUPTBESTANDTEILE

Alkohole: Geraniol; Aldehyde: Citral, Citronellal; Ester: Methylanthranilat; Terpene: Limonen.

EIGENSCHAFTEN

Ein angenehmes, süßes Öl; wirkt erheiternd und anregend.

TRADITIONELLE ANWENDUNGSGEBIETE

In Früchtekompotts und fruchtigen Getränken.

MELISSE *Melissa officinalis*

Herznote; Wasserdampfdestillat aus Blütenknospen und Blättern

URSPRUNG

Die Melisse ist in Europa, Mittelasien und Nordamerika heimisch und wird im Volksmund auch Zitronenkraut genannt. Bei den Griechen hieß sie »melissophyllon«, was »Bienenblatt« bedeutet, und tatsächlich lockt die Melisse viele Bienen an.

HAUPTBESTANDTEILE

Säuren: Citronelsäure; Alkohole: Citrolellol, Geraniol, Linalool; Aldehyde: Citral, Citronellal; Ester: Geranyl; Sesquiterpene: Caryophylen.

EIGENSCHAFTEN

Ein leichter, belebender Duft, hilft bei Depressionen und Krämpfen. Beruhigt und löst Spannungen, wirkt allgemein stärkend und ausgleichend.

TRADITIONELLE ANWENDUNGSGEBIETE

Als Tee, in Kräuterlikören (Benediktiner und Kartäuser) und in der Küche. Schutz vor Insekten.

WARNUNG

Kann zu Hautirritationen führen. Nach Möglichkeit nicht während der Schwangerschaft anwenden.

MUSKATNUSS *Myristica fragrans*

Basisnote; Wasserdampfdestillat aus den Kernen

URSPRUNG

Im Fernen Osten beheimatet, wird der Muskatbaum heute in vielen tropischen Klimazonen kultiviert. In

China wurde Muskatnuß schon im 5. Jahrhundert gegen Milz- , Magen- und Dickdarmleiden eingesetzt. Sie zählte auch zu den aromatischen Desinfektionsmitteln, mit denen man anläßlich der Krönung Heinrichs VI. die Straßen Roms reinigte. Seit langem ist bekannt, daß Muskatnuß optische Täuschungen hervorrufen kann. Grund dafür ist das Myristicin, ein Halluzinogen ähnlich dem Meskalin, das im Peyotl-Kaktus enthalten ist.

HAUPTBESTANDTEILE

Alkohole: Borneol, Beraniol, Linalool, Terpineol; Phenole: Eugenol, Myristicin, Safrol; Terpene: Camphen, Dipenten, Pinen.

EIGENSCHAFTEN

Ein schweres, würziges und wärmendes Öl. Sehr anregend.

TRADITIONELLE ANWENDUNGSGEBIETE

Als Gewürz für Speisen und Getränke. Bestandteil einiger Haarwässer und Zahnpflegeprodukten.

WARNUNG

Ein starkes Öl, das man nur mit äußerster Vorsicht benutzen sollte. Bei zu hohen Dosen können geistige oder nervliche Störungen auftreten. Deshalb sollte es ausschließlich unter Anleitung eines qualifizierten Aromatherapeuten verwendet werden. Kann auch Hautirritationen auslösen. Nicht während der Schwangerschaft anwenden.

MUSKATELLERSALBEI

Salvia sclarea

Herznote (manchmal Kopfnote): Wasserdampfdestillat aus den Blättern und Blüten

URSPRUNG

Der englische Name lautet »Clary Sage«, wobei das »clary« vom lateinischen »clarus« (klar) abgeleitet ist. Im Mittelalter wurde der Muskatellersalbei wegen seiner Heilwirkung bei Augenleiden auch »Klarauge« genannt. Der deutsche Name ist ebenfalls historisch bedingt, wurde er doch zum Pantschen von Wein verwendet. Heimisch ist dieses Kraut in Italien, Syrien, Südfrankreich und der Schweiz. Wird aber auch in anderen Regionen mit trockenen Böden angebaut, etwa in Marokko.

HAUPTBESTANDTEILE

Alkohole: Linalool, Salviol; Ester: Linalylazetat; Ketone: Cineol; Sesquiterpene: Caryophylen; Terpene: Pinen, Myrcen, Phellandren.

EIGENSCHAFTEN

Ein sowohl hervorragend entspannendes als auch revitalisierendes, wärmendes und sehr starkes Öl. Gutes Tonikum.

TRADITIONELLE ANWENDUNGSGEBIETE

Bei Streß und Anspannung. Wurde gegen tuberkulosebedingte nächtliche Schweißausbrüche gegeben. Manchmal bei der Herstellung von Muskateller-Wein verwendet.

WARNUNG

Verwenden Sie Muskatellersalbei niemals nach dem Genuß von Alkohol. Sollte nicht benutzt werden, wenn Aufmerksamkeit erfordert wird (zum Beispiel bei einer Massage, wenn man anschließend noch Auto fahren muß), da er schläfrig machen kann. Sparsam anwenden, da die Wirkung sonst ins Gegenteil umschlagen kann (d. h. in geringen Mengen wirkt Muskatellersalbei z. B. blutdrucksenkend, bei höherer Dosierung kann er den Blutdruck sogar erhöhen). Während der Schwangerschaft nach Möglichkeit meiden.

MYRRHE *Commiphora myrrha*

Basisnote; Wasserdampfdestillat aus dem Harz

URSPRUNG

Der Name soll sich von dem hebräischen und arabischen Wort »mur« ableiten, das »bitter« heißt. Die in Nordafrika und Asien beheimatete Pflanze benötigt Trockenheit. Das Harz wird häufig durch Einschnitte in die Baumrinde gewonnen. Die Myrrhe ist dem Weihrauch eng verwandt. Schon in der Antike diente sie als Parfüm und Medizin und war auch Bestandteil der Mischung, die die Ägypter zum Einbalsamieren verwendeten.

HAUPTBESTANDTEILE

Säure: Myrrholsäure; Aldehyde: Cinnamin, Cumin; Phenole: Eugenol; Sesquiterpene: Cadinen; Terpene: Dipenten, Heerabolen, Limonen, Pinen.

EIGENSCHAFTEN

Ein schweres, bernsteinfarbenes Öl, das heilend, antiseptisch und verjüngend wirkt. Schleimlösend und entzündungshemmend.

TRADITIONELLE ANWENDUNGSGEBIETE

In Heilsalben. Als Bestandteil von Zahnpasten und Mundwasser.

WARNUNG

Nicht während der Schwangerschaft anwenden.

MYRTENHEIDE *Melaleuca viridiflora*

Kopfnote; Wasserdampfdestillat aus den Blättern und jungen Zweigen

URSPRUNG

Auch als Gomenol bekannt, wurde die Myrtenheide ursprünglich in Gomen, Französisch Westindien, destilliert und verschifft. Melaleuca bezieht sich auf »alte und junge Rinde«, da im Griechischen »melos« schwarz und »leucos« weiß bedeutet. Wurde seiner antiseptischen Eigenschaften wegen in französischen Hospitälern eingesetzt.

HAUPTBESTANDTEILE

Säuren: Valericsäure; Alkohole: Terpineol; Ketone: Cineol; Terpene: Limonen, Pinen.

EIGENSCHAFTEN

Wirkungsvolles Antiseptikum und Gewebestimulans.

TRADITIONELLE ANWENDUNGSGEBIETE

In pharmazeutischen Präparaten wie Gurgellösungen und Mundsprays.

NEROLI *Citrus aurantium*

Basisnote; durch Enfleurage, Extraktion oder Wasserdampfdestillation gewonnener Extrakt aus Orangenblüten

URSPRUNG

In Tunesien, Italien und Nordamerika heimisch. Es gibt verschiedene Theorien, woher der Name Neroli stammt. Manche Stimmen behaupten, er leite sich von der italienischen Prinzessin von Nerola her, die im 16. Jahrhundert lebte und die Essenz als Parfüm benutzte. Einer anderen Geschichte zufolge hängt er mit Kaiser Nero zusammen. Der gebräuchliche Name Orange stammt aus dem Sanskrit »nagaranga« (arabisch »naranj«) und heißt wörtlich übersetzt Schlange – die als Symbol der Unsterblichkeit galt (siehe Seite 11/12). Ein Nebenprodukt der Destillation ist das Orangenblütenwasser.

HAUPTBESTANDTEILE

Säuren: Phenolsäure; Alkohole: Nerol, Geraniol, Linalool, Nerolidol, Terpineol; Ester: Linalylacetat,

Methylanthranilat, Nerylacetat; Ketone: Jasmon; Terpene: Camphen, Limonen.

EIGENSCHAFTEN

Wunderbarer, berauschender Duft. Beruhigt die Nerven. Antidepressivum, Antiseptikum und Aphrodisiakum.

TRADITIONELLE ANWENDUNGSGEBIETE

Einer der Hauptbestandteile von Kölnisch Wasser. In der Parfümindustrie als wichtiges Duftmittel. Aus den Blüten wird Brautschmuck gefertigt.

WARNUNG

Sollte nicht verwendet werden, wenn hohe Konzentration und Wachsamkeit erforderlich sind.

ORANGE *Citrus aurantium*

Kopfnote; Kaltpressöl aus der Schale

URSPRUNG

Im Fernen Osten beheimatet, wird der »goldene Apfel« der griechischen Mythologie heute vor allem in Israel, Nord- und Südamerika angebaut.

HAUPTBESTANDTEILE

Alkohole: Nerol; Aldehyde: Citral, Citronellal; Ester: Methylanthranilat; Terpene: Limonen.

EIGENSCHAFTEN

Ein herrlich fruchtig-süßer Duft. Beruhigend. Wunderbar in der Duftlampe.

TRADITIONELLE ANWENDUNGSGEBIETE

Sowohl in der Parfümherstellung als auch in der Lebensmittelindustrie. Bestandteil des blauen Likörs Curacao.

WARNUNG

Übermäßige Mengen können Hautreizungen auslösen.

PATCHOULI *Pogostemon patchouli*

Basisnote; Wasserdampfdestillat aus den Blättern

URSPRUNG

Stammt aus Südostasien und Indien, wird in tropischen Klimazonen kultiviert. Galt als Gegengift bei Schlangenbissen. Sehr beliebter Duft der »Blumenkinder«-Ära in den sechziger Jahren.

HAUPTBESTANDTEILE

Alkohole: Patchoulol; Aldehyde: Benzaldehyd, Cinnam; Phenole: Eugenol; Sesquiterpene: Cadinen, Patchoulen.

EIGENSCHAFTEN

Ein nach Moschus duftendes, süßes, sinnliches Öl, das als Aphrodisiakum bekannt ist. Stimulierend. Das Öl soll mit zunehmendem Alter immer besser werden. Durchdringender Duft – gut geeignet, um unangenehme Gerüche zu verdecken, obwohl viele Menschen den Geruch von Patchouli selbst als störend empfinden.

TRADITIONELLE ANWENDUNGSGEBIETE

Als Fixativ in Parfüms und Räuchermischungen. Bestandteil von echter Tusche. Wird benutzt, um andere Gerüche zu verdecken.

WARNUNG

Kann in niedriger Dosierung schläfrig machen, in hohen Dosen stimulierend wirken. Kann Appetitlosigkeit und Schlaflosigkeit verursachen.

PETIT GRAIN *Citrus aurantium*

Kopfnote; Wasserdampfdestillat aus den Blättern des Bitterorangenbaumes

URSPRUNG

Der Bitterorangenbaum stammt aus Fernost und wird in Frankreich, Tunesien, Italien und Nordamerika kultiviert. Der Name bedeutet »kleines Korn«.

Ursprünglich wurde das Öl aus den unreifen Früchten gewonnen; da dies jedoch den Ernteertrag an reifen Orangen zu stark beeinträchtigte, fing man an, die Blätter (manchmal gemischt mit Zweigen) zu benutzen.

HAUPTBESTANDTEILE

Alkohole: Farnesol, Geraniol, Linalool, Nerol, Nerolidol, Terpineol; Aldehyde: Citral; Ester: Geranylacetat, Linalylacetat; Terpene: Camphen, Limonen.

EIGENSCHAFTEN

Ähnliche Eigenschaften wie Neroli, aber weniger ausgeprägter Duft und nicht so stark beruhigend. Ausgezeichnet als Fixativ für Massagemischungen und Parfüms geeignet.

TRADITIONELLE ANWENDUNGSGEBIETE

Manchmal anstelle von Neroli verwendet, da es von derselben Pflanze stammt, aber deutlich preiswerter ist. Geschmacksstoff in Speisen und Getränken.

PFEFFER SCHWARZ *Piper nigrum*

Herznote; Wasserdampfdestillat aus der Frucht (Pfefferbeere)

URSPRUNG

Eines der ältesten bekannten Gewürze. Der erste Beleg für eine medizinische Verwendung von schwarzem Pfeffer datiert aus dem siebzehnten Jahrhundert (in einem chinesischen Kräuterbuch aus der Tang-Dynastie). Im alten Rom und auch im Mittelalter wurde Pfeffer zum Würzen von Speisen benutzt, man kannte jedoch auch seine Wirkung als Appetitanreger und als Verdauungshilfe. Der Pfefferstrauch ist im südwestlichen Indien heimisch, wird aber auch in Java, Sumatra und anderen tropischen Klimazonen angebaut. Die Beeren werden geerntet, sobald sie eine rötliche Tönung aufweisen. Dann läßt man sie in der Sonne trocknen. Das meiste ätherische Öl befindet sich in der Fruchtschale.

HAUPTBESTANDTEILE

Phenole: Eugenol, Myristicin, Safrol; Terpene: Bisabolen, Camphen, Farnesen, Limonen, Myrcen, Phellandren, Pinen, Sabinen, Selinen, Thujen; Sesquiterpene: Caryophylen.

EIGENSCHAFTEN

Ein sehr wärmendes Öl, gut gegen Muskelschmerzen. Regt Kreislauf und Verdauung an.

TRADITIONELLE ANWENDUNGSGEBIETE

Wirkt entschlackend; hilft bei der Behandlung von Beschwerden im Magen-Darm-Bereich. Appetitanregend.

WARNUNG

Der Anteil von schwarzem Pfeffer in Mischungen sollte möglichst niedrig gehalten werden, weil er zu Hautreizungen führen kann. Nur in sehr geringen Dosen verwenden, da er höher dosiert die Nieren schädigen könnte.

PFEFFERMINZE *Mentha piperita*

Herznote; Wasserdampfdestillat aus Blättern und Blüten

URSPRUNG

Eine in Europa heimische Pflanze, wird heute auch in Nordamerika und Japan angebaut. 1636 (Gerards Herbal) wird sie erstmals in englischen Quellen erwähnt, dann wieder 1653 (Culpeper) und schließlich 1721 in der London Pharmacopoeia. Griechische Ärzte verwendeten sie, und wahrscheinlich war sie auch in Ägypten bekannt.

HAUPTBESTANDTEILE

Alkohole: Amyl, Menthol; Ester: Menthylacetat; Ketone: Carvon, Cineol, Jasmon, Methon; Penole:

Carvacrol; Sesquiterpene: Cadinen; Terpene: Limonen, Phellandren.

EIGENSCHAFTEN

Ein kühlend-erfrischendes und kräftigendes Öl, das seltsamerweise zugleich auch wärmt.

TRADITIONELLE ANWENDUNGSGEBIETE

Als Bestandteil von Zahncremes und Kosmetika sowie gegen Husten, Erkältungskrankheiten und Verdauungsbeschwerden. Beliebter Geschmacksstoff bei Süßwaren. Häufig auch zur Bekämpfung von Ungeziefer.

WARNUNG

Nicht im Übermaß verwenden. Kann die Schleimhäute und empfindliche Haut angreifen. Schwangere und stillende Frauen sollten Pfefferminze nicht benutzten, da sie den Milchfluß beeinträchtigen kann. Nicht zusammen mit homöopathischen Medikamenten einnehmen.

ROSE ABSOLUE *Rosa centifolia* *und* ROSE *Rosa damascena*

Basisnote; Essenz (durch Wasserdampfdestillation oder Solvent-Extraktion, nur noch selten durch Enfleurage) der Blüten

URSPRUNG

Diese Blume ist in vielen Ländern verbreitet, das Öl wird jedoch hauptsächlich aus Rosen aus Bulgarien, Frankreich, Marokko und der Türkei gewonnen. Es gilt als »Königin der ätherischen Öle«. Centifolia bedeutet »hundert Blüten«. In der Alchimie symbolisiert die Rose mystische und göttliche Liebe, und es heißt, daß der persische Alchimist Avicenna (Ibn Sina) schon im 10. Jahrhundert ein Destillat aus dieser Blume gewann. Venus soll die Rose mit ihrem Blut gefärbt haben, nachdem Adonis von einem Keiler getötet worden war. Das Öl der Rosa damascena gilt als das edelste Rosenöl. Es stammt aus Bulgarien, und um einen Tropfen dieses Öls zu gewinnen, braucht man über dreißig Rosen. Bei Hochzeiten wurden früher Rosenblüten für das Brautpaar gestreut, um ein dauerhaftes Eheglück zu sichern. Vielleicht ist das heute gestreute Konfetti eine preiswerte Alternative dazu.

HAUPTBESTANDTEILE

Bei beiden Rosenölen: Alkohole: Citronellol, Geraniol, Farnesol, Nerol; Phenole: Eugenol; Terpene: Myrcen.

EIGENSCHAFTEN

Ein wundervoll blumiger, weiblicher Duft. Eines der am stärksten antiseptisch und am geringsten toxisch wirkenden Öle. Wirksames Antidepressivum. Bestes Heilmittel zur Behandlung der weiblichen Geschlechtsorgane.

TRADITIONELLE ANWENDUNGSGEBIETE

In erster Linie in der Kosmetikindustrie. Auch bei der Zubereitung von Speisen und als Rosenwasser.

ROSENHOLZ *Aniba rosaeodora*

Herznote; Wasserdampfdestillat aus Holzstückchen

URSPRUNG

Der Rosenholzbaum gedeiht im brasilianischen Regenwald Amazoniens, das meiste ätherische Öl kommt jedoch aus Guyana, da der Baum in Brasilien unter Naturschutz steht.

HAUPTBESTANDTEILE

Alkohole: Geraniol, Linalool, Nerol, Terpineol; Ketone: Cineol; Terpene: Dipenten.

EIGENSCHAFTEN

Verbreitet im Zimmer einen angenehmen Duft, zusammen mit anderen Aromen ideal für Hautpflegemittel und Parfüms.

TRADITIONELLE ANWENDUNGSGEBIETE

In der Kosmetikindustrie für Badezusätze und Hautpflegeprodukte.

ROSMARIN

(SIEHE KAPITEL SIEBEN)

SALBEI *Salvia officinalis*

Kopfnote; Wasserdampfdestillat aus Blättern und Blüten

URSPRUNG

Es gibt über 400 Arten und Unterarten von Salbei, die man überall auf der Welt findet und die zu verschiedenen Zwecken eingesetzt werden – vom Küchenkraut bis zum Halluzinogen. Salvia officinalis ist die wichtigste und wird seit Jahrtausenden kultiviert. Ihre Heimat ist Südeuropa. Salvia leitet sich von dem lateinischen Verb salvere (retten) ab. Die Römer nannten den Salbei »herba sacra«, heiliges Kraut.

HAUPTBESTANDTEILE

Alkohole: Borneol, Salviol; Ketone: Cineol, Thujon; Terpene: Phellandren.

EIGENSCHAFTEN

Anregend.

TRADITIONELLE ANWENDUNGSGEBIETE

Hauptsächlich in der Küche. In der Volksheilkunde als Aufguß zum Gurgeln und für Umschläge.

WARNUNG

Dieses ätherische Öl enthält viel Thujon, das epileptische Anfälle auslösen kann. In höheren Dosen ist es giftig. Sollte nur unter Anleitung eines qualifizierten Aromatherapeuten angewendet werden.

SANDELHOLZ *Santalum album*

Basisnote; Wasserdampfdestillat aus dem Holz

URSPRUNG

Das qualitativ hochwertigste Öl kommt aus Südindien. Der ausgewachsene Baum wird kurz vor dem Absterben gefällt. Zur Gewinnung des Öls wird ausschließlich Holz aus dem Herzen des Stammes verwendet. Sandelholz ist ein wichtiges Mittel der indischen Heilkunde Ayurveda, wo es unter anderem gegen Akne, Stiche giftiger Tiere und Blutstillung bei äußeren Verletzungen angewandt wird. Darüber hinaus dient es zur Blutreinigung und zur Massage.

HAUPTBESTANDTEILE

Alkohole: Santalol; Aldehyde: Furfurol; Sesquiterpene: Santalen.

EIGENSCHAFTEN

Süßer, holziger Duft, der an den Mittelmeerraum erinnert. Hilfreich bei nervöser Anspannung.

TRADITIONELLE ANWENDUNGSGEBIETE

In der Parfüm- und Seifenherstellung sowie in der Kosmetikindustrie. Beliebt als Räucherwerk.

TAGETES *Tagetes glandulifera*

WARNUNG

Diese Pflanze gehört ausschließlich in die Hände von Ärzten, Apothekern und Heilpraktikern, da ihre toxische Wirkung bei der Dosierung und Anwendung sehr sorgfältig berücksichtigt werden muß!

TEA-TREE (SIEHE KAPITEL SIEBEN)

THYMIAN *Thymus vulgaris*

Kopfnote; Wasserdampfdestillat aus den Blüten

URSPRUNG

Der Name leitet sich von dem griechischen Wort »thŷmos« her, was soviel wie »parfümieren« heißt. Der im Mittelmeerraum heimische Thymian wird in vielen Ländern kultiviert, unter anderem in Deutschland, Ungarn und China. Das erste ätherische Öl wurde Anfang des 18. Jahrhunderts in Deutschland gewonnen und seiner antiseptischen Eigenschaften wegen sehr geschätzt.

HAUPTBESTANDTEILE

Alkohole: Borneol; Linalool; Phenole: Carvacrol, Thymol; Sesquiterpene: Caryophylen; Terpene: Cymen, Terpinen.

EIGENSCHAFTEN

Sehr stark antiseptisch wirkendes Öl. Stärkend und kräftigend bei physischer wie auch psychischer Anfälligkeit. Reinigt die Atemluft.

TRADITIONELLE ANWENDUNGSGEBIETE

Vielfach in der Küche verwendet. Oft Bestandteil von Zahncremes und Mundwasser. Sehr wirksames Desinfektionsmittel. In der Nahrungsmittel- und Getränkeindustrie extensiv genutzt.

WARNUNG

Sollte nicht über längere Zeit hinweg angewandt werden, da es toxisch wirken könnte. Am besten nur unter Anleitung eines qualifizierten Aromatherapeuten benutzen. Nicht in Badezusätze oder Massageöle, da es die Schleimhäute reizt und Hautirritationen hervorrufen könnte. Bei Bluthochdruck und während der Schwangerschaft nicht anwenden.

WACHOLDERBEERE

Juniperus communis

Herznote; Wasserdampfdestillat aus den getrockneten Beeren

URSPRUNG

Wacholdersträuche gedeihen fast überall auf der nördlichen Halbkugel. Im Altertum als Räucherwerk zur Vertreibung böser Geister und in Zeiten der Pest zur Desinfinfektion benutzt.

Die Ägypter verwendeten Wacholderbeeröl zum Einbalsamieren; zusammen mit anderen Ingredienzien rieben sie es auf den Körper, um die Haut geschmeidig zu halten. Außerdem diente es ihnen als Heilmittel gegen eine ganze Reihe von Leiden, darunter Blähungen und Magenverstimmung. Vor nicht allzulanger Zeit wurden in französischen Hospitälern noch Wacholderzweige verbrannt – zur Verhütung von Infektionen. Mit dem Öl massierte man Patienten, die an Pocken erkrankt waren oder fieberten.

HAUPTBESTANDTEILE

Alkohole: Borneol, Terpineol; Sesquiterpene: Caryophylen, Cadinen, Elemen; Terpene: Camphen, Pinen, Limonen, Mercen, Sabinen.

EIGENSCHAFTEN

Ein anregendes und kräftigendes Öl. Antiseptisch, adstringierend und harntreibend. Entgiftend und reinigend.

TRADITIONELLE ANWENDUNGSGEBIETE

Bei Infektionen der Harnwege, im Gastro-Intestinalbereich und Infektionen der Atemwege. Bestandteil des Gin.

WARNUNG

Nicht während der Schwangerschaft anwenden. In zu hoher Dosierung kann es zu Nierenentzündung und Harnverhaltung führen.

WEIHRAUCH *Boswellia thurifera oder boswellia carterii*

Basisnote; Wasserdampfdestillat aus dem Harz.

URSPRUNG

Im Mittelalter hieß der Weihrauch auch Olibanum (und noch heute nennen ihn die meisten Aromatherapeuten bei diesem Namen). Olibanum soll aus »Öl vom Libanon« gebildet worden sein, und tatsächlich ist diese Balsambaumart im Nahen Osten heimisch. Das Harz wird durch Einschnitte in die Rinde des Baumstammes gewonnen und dann so lange an der Luft getrocknet, bis es die gewünschte Konsistenz hat. Wir wissen, daß Weihrauch schon vor über 5000 Jahren als Räucherwerk verwendet wurde. Die Ägypter benutzten ihn bei ihren Tempelritualen und zur Hautpflege.

HAUPTBESTANDTEILE

Alkohole: Olibanol; Sesquiterpene: Cadinen; Terpene: Camphen, Dipenten, Pinen, Phellandren.

EIGENSCHAFTEN

Ein warmes, würziges Öl, das beruhigend auf die Nerven wirkt. Weihrauchdampf hilft zu tieferer Atmung. Nützliche Meditationshilfe.

TRADITIONELLE ANWENDUNGSGEBIETE

Zum Meditieren und Entspannen. Wurde bei Infektionen der Atemwege und zum Ausräuchern von Krankenzimmern verwendet. Auch zur Gesichtspflege gegen Faltenbildung.

YLANG-YLANG *Cananga odorata*

Basisnote; Wasserdampfdestillat aus den Blüten

URSPRUNG

Ylang-Ylang bedeutet »Blume der Blume« und wird auf den Philippinen, Java und Madagaskar angebaut. Dieses Öl gibt es in verschiedenen Destillationsgraden, am besten ist das aus der Anfangsphase der Destillation stammende, da es das feinere Parfüm hat.

HAUPTBESTANDTEILE

Säuren: Benzoesäure; Alkohole: Farnesol, Geraniol, Linalool; Ester: Benylacetat; Phenole: Eugenol, Safrol, Ylangol; Sesquiterpene: Cadinen; Terpene: Pinen.

EIGENSCHAFTEN

Ein sehr süßer, exotischer Duft. Bekannt als Aphrodisiakum, starkes Sinnesstimulans. Wirkt sich ausgleichend und beruhigend auf die Nerven aus.

TRADITIONELLE ANWENDUNGSGEBIETE

Bestandteil des Macassar-Haaröls, das sich im 19. Jahrhundert großer Beliebtheit erfreute, weil es angeblich den Haarwuchs förderte. In der Kosmetikindustrie als Duftkomponente.

WARNUNG

Nicht konzentriert anwenden, da es sonst Kopfschmerzen und Übelkeit verursachen könnte. Bei empfindlicher Haut besteht die Möglichkeit von Irritationen.

YSOP *Hyssopus officinalis*

Herznote; Wasserdampfdestillat aus den Blüten

URSPRUNG

Im Mittelmeerraum heimisch. Galt bei Griechen und Hebräern als heiliges Kraut und wurde zur Reinigung von Tempeln und anderen Kultstätten benutzt.

HAUPTBESTANDTEILE

Alkohole: Borneol, Linalool; Ketone: Camphon, Pino-Camphon, Thujon; Sesquiterpene: Cadinen; Terpene: Camphen; Pinen.

EIGENSCHAFTEN

Wirkt wundheilend und stärkend. Bei Infektionen der Atemwege, da schleimlösend und reizstillend; auch bei Heuschnupfen und Ekzemen. Verdauungsfördernd und allgemein anregend.

TRADITIONELLE ANWENDUNGSGEBIETE

Zur Desinfektion. Bestandteil des Kartäuser Kräuterlikörs.

WARNUNG

Ysop hat einen hohen Keton-Anteil, der die Essenz in hohen Dosen giftig macht. Während der Schwangerschaft, bei Bluthochdruck und Neigung zur Epilepsie sollte sie überhaupt nicht verwendet werden. Am besten nur unter Anleitung eines qualifizierten Aromatherapeuten anwenden.

ZEDERNHOLZ *Cedrus atlantica oder Juniperus virginiana*

Basisnote; Wasserdampfdestillat aus dem Holz

URSPRUNG

Das erste Zedernholz (Cedrus libani) stammte aus dem Libanon und wurde in Ägypten zum Mumifizieren sowie als Sargholz verwendet. Außerdem galt es als wichtiger Bestandteil altägyptischer Kosmetika. Aus demselben Holz wurde auch der Tempel des Salomo in Jerusalem erbaut. Cedrus atlantica, ein weißes Zedernholz aus Marokko, ist jenem, heute nicht mehr verfügbaren Cedrus libani wohl am ähnlichsten. Juniperus virginiana, auch als rotes Zedernholz bekannt, kommt aus Nordamerika. Seine ätherischen Öle sollen eine ähnliche Wirkung haben.

HAUPTBESTANDTEILE

Alkohole: Cedrol; Sesquiterpene: Cadinen, Cedren, Cedrenol.

EIGENSCHAFTEN

Ein milder, holziger Duft, der beruhigt und überschüssige Energien abbaut. Zedernholz wirkt auch schleimlösend.

TRADITIONELLE ANWENDUNGSGEBIETE

Als Heilmittel gegen Blasenentzündung und andere Infektionen der Harnwege. Gut gegen Katarrh-Beschwerden. Aus Zedernholz wurden Truhen und Kommoden hergestellt, weil der Duft dieses Holzes Motten und andere Insekten fernhielt. Wird auch als Fixativ in Parfüms verwendet.

WARNUNG

In hohen Dosen kann es Hautreizungen auslösen. Nicht während der Schwangerschaft anwenden.

ZIMTBLÄTTER
Cinnamomum zeylanicum

Basisnote; Wasserdampfdestillat aus den Blättern

URSPRUNG

Der immergrüne Zimtbaum stammt aus Sri Lanka, wird aber auch in Indien, Jamaika, Brasilen, auf den Seychellen und in anderen tropischen Regionen kultiviert. Zimt zählte zu den bedeutendsten Gewürzen der Antike. Die Legende berichtet, daß König Salomo ihn von der Königin von Saba als Geschenk erhielt und daß er zu den Gewürzen zählte, mit denen die Bundeslade gesalbt war, die die altjüdischen Gesetzestafeln enthielt.

HAUPTBESTANDTEILE

Alkohole: Linalool; Aldehyde: Benzaldehyd, Cinnam-Aldehyd, Furfurol; Phenole: Eugenol, Safrol; Terpene: Cymen, Dipenten, Phellandren, Pinen.

EIGENSCHAFTEN

Ein schweres, würziges, wärmendes Öl. Regt Kreislauf und Verdauung an. Starkes Antiseptikum.

TRADITIONELLE ANWENDUNGSGEBIETE

Als Gewürz für Speisen und Getränke. Bestandteil einiger Zahnpflegemittel.

WARNUNG

Ein kraftvolles Öl, das man nur mit Vorsicht und ausschließlich in kleinen Mengen verwenden sollte. Nicht während der Schwangerschaft anwenden.

ZITRONE *Citrus limomum*

Kopfnote; Kaltpressöl aus den Fruchtschalen

URSPRUNG

Aus Persien kam der Zitronenbaum nach Griechenland und Italien, heute wird er im ganzen Mittelmeerraum kultiviert. Enthält Zitronensäure. Um Skorbut zu verhindern, mußten englische Schiffe früher so viel Zitronen- oder Limonensaft an Bord haben, daß jeder Seemann alle zehn Tage eine Unze davon zu trinken bekam.

HAUPTBESTANDTEILE

Alkohole: Linalool; Aldehyde: Citral, Citronellal; Ester: Geraniol; Sesquiterpene: Cadinen; Terpene: Bisabolen, Camphen, Dipenten, Limonen, Pinen, Phellandren.

EIGENSCHAFTEN

Ein erfrischendes, reinigendes, leichtes Öl. Ausgezeichnetes Antiseptikum, wirkt desinfizierend.

TRADITIONELLE ANWENDUNGSGEBIETE

Bestandteil vieler Arzneimittel gegen Erkältungskrankheiten. Klassisches Heilmittel gegen Halsschmerzen. Viele Anwendungsmöglichkeiten in der Küche.

WARNUNG

Sollte nur in kleinen Mengen verwendet werden. Könnte Hautreizungen hervorrufen.

ZYPRESSE *Cupressus sempervirens*

Herz-, Basisnote; Wasserdampfdestillat aus Blättern und Zapfen

URSPRUNG

Die Ägypter assoziierten diesen Baum mit dem Tod. Da sempervirens jedoch »unsterblich« bedeutet und das ganze ägyptische Glaubenssystem auf dem Leben nach dem Tode beruhte, macht diese Verbindung durchaus Sinn. Zypressen stehen häufig auf Friedhöfen, besonders im Mittelmeerraum, wo sie auch heimisch sind. In Tibet werden sie als reinigendes Räucherwerk verwendet.

HAUPTBESTANDTEILE

Alkohole: Sabinol; Aldehyde: Furfurol; Ester: Terpenylazetat; Terpene: Camphen, Cymen, Pinen, Sylvestren.

EIGENSCHAFTEN

Ein harziges, holziges Öl. Sehr adstringierend und einzigartig wirksam, wenn zu viel Flüssigkeit ausgeschieden wird. Beruhigend und erfrischend.

TRADITIONELLE ANWENDUNGSGEBIETE

Hilft gegen Krampfadern und Hämorrhoiden. Bei Keuchhusten oder anderen Krampfhusten. In Rasierwässern und in Deodorants verwendet. Häufig auch zur Abwehr von Insekten.

WARNUNG

Nicht während der Schwangerschaft anwenden. Nicht direkt auf die Krampfadern massieren.

Kapitel 3

ANWENDUNG ÄTHERISCHER ÖLE

Die wohltuende Wirkung der Aromatherapie kann jedem zugute kommen. Nach fachmännischer Beratung kann man sie auch zu Hause durchführen. Wir werden in diesem Kapitel zeigen, daß es viele verschiedene Arten gibt, die wohltuende, ja heilende Wirkung ätherischer Öle zu erzielen: mittels Massagen – die wohl bekannteste Form der Heilbehandlung mit Essenzen – ebenso wie durch aromatische Bäder, Cremes und Zerstäuber. Sie mögen bereits daran gedacht haben, einen professionellen Aromatherapeuten aufzusuchen. Nun, auch in diesem Kapitel können Sie erfahren, was Sie bei der Anwendung ätherischer Öle unbedingt beachten sollten.

Bevor Sie also anfangen, mit Ihren Ölen zu experimentieren, sollten Sie unbedingt die ersten Seiten dieses Kapitels lesen, in denen auf die Risiken hingewiesen wird, die mit dem Gebrauch ätherischer Öle verbunden sind. Hier finden Sie auch eine Reihe von Vorsichtsmaßnahmen, die Sie treffen sollten, bevor Sie die Öle auf die Haut auftragen. Wenn Sie bestimmte Beschwerden haben oder unter ernstzunehmenden Symptomen leiden, sollten Sie in jedem Fall einen qualifizierten praktizierenden Arzt oder Heilpraktiker konsultieren.

BEVOR SIE ANFANGEN

Die ätherischen Öle sind, wie bereits in Kapitel eins erwähnt, hochkonzentriert und müssen deshalb mit großer Vorsicht benutzt und sehr sorgfältig aufbewahrt werden. Bevor Sie anfangen, Ihre aromatischen Essenzen wie in diesem Kapitel beschrieben anzuwenden, müssen Sie alle möglichen Kontraindikationen kennen.

Einige Öle können in bestimmten Situationen (zum Beispiel während einer Schwangerschaft) durchaus gefährlich sein, andere können Hautirritationen hervorrufen. Deshalb ist es wichtig, daß Sie die auf den folgenden Seiten aufgelisteten Warnungen genau beachten. Alle Anwendungen sind äußerlich. Ätherische Öle sollten niemals ohne den Rat eines Aromatherapeuten oder auf dem Gebiet der Aromatherapie fachkundigen Arztes oder Heilpraktikers eingenommen werden.

EMPFINDLICHE HAUT

Wenn Sie zum ersten Mal ein ätherisches Öl verwenden, sollten Sie mit einer möglichst geringen Menge beginnen, da einige Essenzen bestimmte Hauttypen reizen können. Bei späteren Anwendungen kann die Menge dann bis zum empfohlenen Maximum erhöht werden.

Allgemein, aber keineswegs immer, gilt, daß blonde Menschen eine empfindlichere Haut haben als dunkelhaarige. Sie holen sich leichter einen Sonnenbrand, und ihr Teint wirkt zarter. Die Haut wird rascher gereizt, zuweilen genügt schon der Kontakt mit einem zu engen Kleidungsstück oder einem Gummiband. Wenn Sie vorhaben, ätherische Öle (zum Beispiel in Form einer Massageöl-Mischung) direkt auf die Haut zu geben, ist es empfehlenswert, die Mischung zunächst einmal auf einer kleinen Fläche auszuprobieren. Auch ist es ratsam, mit den sanften Ölen wie Kamille, Lavendel, Neroli, Mandarine oder Rose zu beginnen.

Es gibt einige Öle, die bei Einwirkung von Sonnenlicht unerwünschte Hautreaktionen hervorrufen (Lichtempfindlichkeit). Vor allem Bergamotte sollte in diesem Zusammenhang nur mit allergrößter Vorsicht benutzt werden (siehe Seite 28). Das diesbezüglich bedenkenlos verwendbare Bergamotte FCF, aus dem der die Lichtempfindlichkeit verursachende Bestandteil, das Bergapten, weitestgehend entfernt wurde, ist bisher auf dem deutschen Markt nicht erhältlich. Andere ätherische Öle wie Mandarine, Orange und Zitrone enthalten ebenfalls Bestandteile, die lichtempfindlich machen, doch sind diese in den hier empfohlenen Dosierungen so gering vorhanden, daß sie keine Schwierigkeiten verursachen dürften.

Bevor man sie ins Badewasser gibt, sollten ätherische Öle entweder mit frischer Vollmilch oder Sahne vermischt werden. Für Massageöle verwenden Sie am besten nur die Hälfte der angegebenen Menge, das heißt in etwa 2 Tropfen Essenz auf 10 ml Basisöl. Am besten eignen sich leichte, kaltgepreßte Pflanzenöle wie zum Beispiel Traubenkernöl.

Einige Öle sollten nur in geringer Dosierung gebraucht werden, weil sie Hautirritationen auslösen können. Menschen mit empfindlicher Haut meiden solche Essenzen am besten ganz – es sei denn, ein qualifizierter Aromatherapeut hat sie speziell verordnet. Öle, die vor der Anwendung unbedingt verdünnt werden sollten, sind in der folgenden Tabelle aufgeführt.

ANWENDUNG VON ÄTHERISCHEN ÖLEN, DIE HAUTREIZUNGEN AUSLÖSEN KÖNNTEN

Ätherisches Öl	Max. Dosierung der Essenz in der Mischung (in %)	Max. Dosierung für 1 Vollbad (Tropfen)
Basilikum	1%	2
Fenchel süß	1%	2
Fichtennadeln	1%	2
Gewürznelke	<1%*	<1*
Grapefruit	1%	2
Ingwer	1%	2
Jasmin	1%	2
Lemongrass	1%	3
Melisse	1%	3
Muskatellersalbei	1%	2
Muskatnuß	1%	2
Orange	1%	4
Pfeffer schwarz	1%	2
Pfefferminze	<1%*	1
Wacholderbeere	1%	3
Zimtblätter	<1%*	1
Zitrone	1%	3

Anmerkungen:

- 2 Tropfen ätherisches Öl auf 10 ml Lösung entspricht in etwa einer einprozentigen Mischung.
- Bei anderen Anwendungsformen (Waschungen, Fußbäder und ähnliches) von den aufgelisteten ätherischen Ölen jeweils nur 1 Tropfen nehmen.
- < steht für eine Mischung von weniger als 1% bzw. einer Minimaldosierung.

SCHWANGERSCHAFT

Einige Öle wirken menstruationsfördernd und sollten zumindest in den ersten Schwangerschaftsmonaten gemieden werden. Zu diesen Ölen zählen: Basilikum, Fenchel, Kamille, Lavendel, Majoran, Muskatellersalbei, Myrrhe, Pfefferminze, Rose, Rosmarin, Wacholderbeere, Ysop und Zypresse. Ganz allgemein sollte man während einer Schwangerschaft wenn überhaupt am besten nur Essenzen aus Blüten, Hölzern oder Zitrusfrüchten verwenden und solche aus Kräutern gänzlich meiden. Wenn Sie sich nicht völlig sicher sind, sollten Sie – vor allem in den ersten Monaten – unbedingt den Rat eines qualifizierten Aromatherapeuten einholen. Viele Fachleute vertreten die Ansicht, daß zum Beispiel Kamille und Lavendel, obwohl sie menstruationsfördernd sind, in Maßen sogar ganz zu Beginn einer Schwangerschaft verwendet werden können, sofern nicht das Risiko einer Fehlgeburt besteht.

Ätherische Öle können in der Schwangerschaft durchaus hilfreich sein; es besteht also kein Anlaß, sie während dieser Zeit völlig zu verbannen. Sie sollten lediglich immer einen erfahrenen Aromatherapeuten konsultieren. Bei Kreuzschmerzen etwa, unter denen schwangere Frauen häufig leiden, können Massagen mit ätherischen Ölen wesentliche Erleichterung verschaffen.

AROMATHERAPIE FÜR KINDER UND ÄLTERE MENSCHEN

Einige ätherische Öle (Kamille, Lavendel und Mandarine sind am besten geeignet) können gefahrlos auch bei Kindern aller Altersgruppen verwendet werden – sofern Sie einige simple Sicherheitsvorkehrungen beachten. Die Essenz muß unbedingt verdünnt werden, bevor Sie sie in das Badewasser geben. Das geht ganz leicht, indem Sie 1 Tropfen des Öls mit ein paar Teelöffeln Mandelöl oder Vollmilch verrühren. Achten Sie darauf, daß sich die Essenz gut verteilt hat, bevor Sie die Mischung in das Badewasser geben. Das gilt ganz besonders bei Kleinkindern, die gerne Daumen lutschen, die Augen reiben etc. Da sich Öl in Wasser nicht löst, könnte die Essenz über die Hand des Kindes schnell in Mund oder Augen gelangen. Bringen Sie aromatische Essenzen, verdünnt oder pur, nie in Augennähe. Das gilt auch für Erwachsene.

Bei der Herstellung eines Körperöls für Kinder nehmen Sie die Hälfte der Menge, die man bei Erwachsenen verwendet: 1 Tropfen ätherisches Öl auf 10 ml Mandelöl ist in das richtige Mischverhältnis.

Natürlich sollten Sie nie versuchen, irgendwelche Krankheiten selbst zu behandeln, ohne einen qualifizierten Aromatherapeuten hinzuzuziehen.

Ältere Menschen vertragen eine Behandlung mit ätherischen Ölen meist sehr gut, solange die in diesem Buch gegebenen Richtlinien beachtet werden. Bei der Verwendung als Badezusatz sollten die ätherischen Öle nach Möglichkeit vorher verdünnt werden (siehe Seiten 57 ff, 61 f, 65 f).

AUFBEWAHRUNG UND HANDHABUNG ÄTHERISCHER ÖLE

Da ätherische Öle auf Hitze, Licht, Sauerstoff und Luftfeuchtigkeit reagieren und darüber hinaus auch leicht verdunsten, ist es wichtig, sie in gut verschließbaren Fläschchen aus dunkel gefärbtem Glas aufzubewahren. Ein Tropfeinsatz verhindert versehentliches Auslaufen. Niemals dürfen ätherische Öle in Kunststoffbehältern gelagert werden; da sie hochkonzentriert sind, können sie den Kunststoff angreifen und dadurch verunreinigt werden.

Die Öle sollten bei Zimmertemperatur gelagert werden, im Idealfall bei etwa 16 °C. Teure Öle wie Neroli, Rose, Jasmin und die Zitrusöle kann man im Kühlschrank aufbewahren; sie sollten bei der Anwendung jedoch Zimmertemperatur haben und müssen deshalb rechtzeitig genug aus dem Kühlschrank genommen werden. (Versuchen Sie nicht, diesen Erwärmungsprozeß künstlich zu beschleunigen, indem Sie etwa das Fläschchen in heißes Wasser legen. Dies würde nur den Oxidationsprozeß unnötig verstärken.) Das ätherische Öl der Rose bildet einen Sonderfall, da es bereits bei 16 °C fest werden kann. Sie können es anwärmen, indem Sie das Fläschchen zwischen den Händen reiben. Eine Reihe anderer Öle sind recht dickflüssig und müssen vor der Anwendung auf dieselbe Weise erwärmt werden. Zu diesen Ölen gehören Benzoe Resinoid, Myrrhe, Patchouli, Sandelholz und Zedernholz. So erwärmt, duftet das Öl auch intensiver.

Obwohl sich hochwertige Öle mehrere Jahre lang halten, erreichen einige irgendwann einen Punkt, von dem an sie an Duft und therapeutischem Wert verlieren. Die aktive Lebensdauer ist von Öl zu Öl verschieden, und einige Öle, Patchouli zum Beispiel, gewinnen mit den Jahren sogar an Qualität. Generell gilt: Zitrusöle können bis zu zwei Jahren, Öle aus Blüten und Kräutern zwei bis vier Jahre und Öle aus Holz nahezu unbegrenzt aufbewahrt werden. Ist eine Essenz jedoch mit einem Basisöl vermischt, reduziert sich ihre Haltbarkeit beträchtlich. Aus diesem Grund sollten Sie immer nur kleine Mengen anmischen und diese innerhalb weniger Monate verbrauchen.

AROMATHERAPIE-BEHANDLUNG

Aromatherapie wirkt auf das vegetative Nervensystem und hilft beim Entspannen. In Verbindung mit Massagen ist Aromatherapie eine wunderbare Methode, Streß abzubauen, der seinerseits Ursache vieler moderner Krankheiten ist. Die wohltuende Wirkung der Aromatherapie läßt sich aber auch zu Hause auf vielerlei Art genießen. Ein Aromatherapeut wird die Massage ganz gezielt gegen bestimmte Beschwerden einsetzen. In diesem Kapitel möchten wir Ihnen die wichtigsten grundlegenden Massagetechniken erklären, die Verspannungen lösen und den Kreislauf anregen. Die meisten können Sie an sich selbst anwenden, für einige brauchen Sie einen Partner.

Nun können ätherische Öle nicht nur Beschwerden lindern, sondern auch zur Vorbeugung und Verhütung von Leiden eingesetzt werden. Steifheit und Schmerzen etwa, die häufig im Anschluß an anstrengende körperliche Tätigkeiten auftreten, lassen sich mindern oder sogar ganz vermeiden, wenn man vorher eine aromatische Massageölmischung verwendet. Ein qualifizierter Aromatherapeut kann eine speziell auf Ihre Bedürfnisse zugeschnittene Mischung zusammenstellen.

Aufgabe eines Aromatherapeuten ist es, den Gesundheitszustand des Patienten einzuschätzen und eine Therapie zu empfehlen, die meist mit einer Aroma-Massage beginnt. Darüber hinaus berät er den Patienten, wie dieser die Behandlung mit Hilfe von ätherischen Ölen zu Hause selbst fortsetzen kann.

BEIM AROMATHERAPEUTEN

Ein qualifizierter Aromatherapeut sollte einige Schulungen gemacht haben und auch Mitglied der International Federation of Aromatherapists (IFA) sein. Sollte Ihnen kein entsprechender Arzt bekannt sein, informieren Sie sich beim FORUM ESSENTIA (siehe Nützliche Adressen, Seite 111), das Ihnen sicher gerne weiterhelfen wird. Es gibt diverse Aromatherapie-Schulen, die auch unterschiedliche Diplome verleihen. Einige setzen dazu geringere Qualifikation voraus als andere, das heißt, Sie müssen bei der Wahl Ihres Therapeuten sorgfältig vorgehen.

Wenn eine Therapie tatsächlich wirken soll, müssen Sie sich bei dem Therapeuten wohlfühlen und Vertrauen zu ihm haben. Ein guter Aromatherapeut wird Ihnen helfen, sich zu entspannen, und Ihnen auch das Gefühl vermitteln, daß er bzw. sie kompetent ist.

Sie müssen keineswegs krank sein, um einen Aromatherapeuten zu konsultieren. Eine Aromatherapie-Behandlung ist ein phantastischer Weg, Streß abzubauen und den Körper von Verspannungen zu befreien, die sich im täglichen Leben nur allzurasch aufbauen. Darüber hinaus wird eine Aromatherapie-Behandlung Ihrem Kreislauf guttun und die natürlichen Abwehrkräfte Ihres Körpers stärken.

Bei Ihrem ersten Besuch wird der Aromatherapeut sich bemühen, Sie näher kennenzulernen, und deshalb einige Fragen an Sie richten. Diese Fragen werden Ihre Krankengeschichte betreffen, aber auch Ihr Berufsleben und Ihre Familie. Die Antworten helfen dem Therapeuten bei der Bestimmung der Essenzen, die er bei Ihrer Aromatherapie-Sitzung anwendet, sowie der ätherischen Öle, die er Ihnen zur Benutzung zu Hause empfehlen wird. Sollten Ihre Beschwerden es erfordern, wird ein verantwortungsbewußter Therapeut Sie auch an einen Facharzt überweisen.

Aromatherapie ist ein Naturheilverfahren, das auf die Behandlung des ganzen Menschen abzielt, und die an Sie gestellten Fragen sollen dabei helfen, mögliche physische, psychische oder emotionale Spannungen zu entdecken. Außerdem ist eine kurze Untersuchung nötig, um eine Reihe anderer Dinge festzustellen: welche Stellen besonders verspannt sind, Hauttyp etc. Ihr Aromatherapeut ist mit Körpermassage, Anatomie und Physiologie vertraut. Die Untersuchung von Gesicht, Rücken und Bauchraum verbunden mit einigen Fragen wird ihm oder ihr helfen, genau die richtige Mischung für Sie zusammenzustellen. Ganz wichtig ist natürlich, daß Ihnen dieser spezielle Geruch auch gefällt, und deshalb liegt in dieser Hinsicht das letzte Wort bei Ihnen. Wenn Ihnen der Duft der Mischung, mit der Sie behandelt werden sollen, aus irgendeinem Grunde nicht zusagt, wird der Aromatherapeut sie entsprechend ändern.

Es ist wichtig, daß der Therapeut weiß, was Sie im Anschluß an die Behandlung vorhaben. Es gibt bestimmte Öle, die müde machen und die Reaktionsfähigkeit einschränken können und deshalb nicht angewendet werden sollten, wenn Sie anschließend Auto fahren müssen oder eine wichtige Besprechung haben.

Bedenken Sie, daß die Behandlung, die Sie erhalten, ganz speziell auf Ihre persönlichen Bedürfnisse abgestimmt ist. Ihr Aromatherapeut wird Ihnen gerne alle Fragen beantworten, die Ihnen im Verlauf der Sitzung unklar geblieben sind. Zögern Sie also nicht, ihn oder sie auf alles anzusprechen, was Sie in diesem Zusammenhang wissen möchten.

Nach der Massage sollten Sie die Öle nicht direkt abwaschen, und Ihr Therapeut wird Sie darauf hinweisen, daß Sie die nächsten sechs bis acht Stunden nicht duschen und kein Vollbad nehmen sollten. Nur so hat die Haut genügend Zeit, die wertvollen Bestandteile der ätherische Öle völlig aufzunehmen.

Für weitere Sitzungen hat der Therapeut dann schon Ihre Karte, die er weiter ergänzt und aktualisiert. Die Öle, die er oder sie bei Ihnen benutzt, können von Sitzung zu Sitzung variieren, immer entsprechend Ihrer jeweiligen Verfassung.

Obwohl Sie sich für die Behandlung (bis auf die Unterwäsche) ausziehen müssen, wird der Aromatherapeut dafür sorgen, daß Ihnen nicht kalt wird. Unbedeckt ist jeweils nur der Körperteil, der gerade behandelt wird. Ihre Aromatherapie-Behandlung besteht unter anderem aus einer Ganzkörpermassage. Sie brauchen dabei nichts weiter tun als sich entspannen und genießen. Nach Beendigung der Behandlung haben Sie Gelegenheit, noch etwas in Ruhe zu entspannen, bevor Sie wieder aufstehen.

Am Ende Ihrer Sitzung kann Ihr Aromatherapeut Ihnen Anleitungen dafür geben, welche Essenzen Sie zu Hause anwenden und wie Sie das sollten. Vielleicht möchten Sie etwas von der Mischung mitnehmen, mit der Sie behandelt wurden (weil sie Ihnen entspannen half etc.). Dasselbe Gefühl sollten Sie haben, wenn Sie sie zu Hause als Badezusatz oder bei einer Selbstmassage verwenden.

SELBSTBEHANDLUNG

Es sind fünf Teilbereiche – Massagen, Schönheitspflege, Gesundheitsbehandlungen, Badebehandlungen und Raum-Aromatisierung –, die Sie beliebig miteinander kombinieren können. Die Vorteile der einzelnen Behandlungsarten sind ebenfalls aufgeführt. Zur genauen Bestimmung, wann welche Methode mit welchen Essenzen besonders sinnvoll ist, sollten Sie jedoch die Kapitel fünf, sechs und sieben heranziehen.

Sie werden feststellen, daß Sie für die Behandlung eine ganze Reihe von Essenzen benötigen. Zu Anfang sollten Sie jedoch nicht mehr als drei ätherische Öle miteinander mischen. Unbedingt empfehlenswert ist die vorherige Lektüre dieses Kapitels und des Kapitels zwei. Außerdem sollten Sie bedenken, daß der Körper sich an die einzelnen Bestandteile eines Öls gewöhnen und dieses deshalb mit der Zeit an Wirksamkeit verlieren kann. Dies läßt sich dadurch vermeiden, daß man die Duftnote bzw. die Mischung alle zwei bis drei Wochen ändert. Wichtig ist jedoch vor allem, daß Ihnen der Duft der Essenz oder der Mischung gefällt und Sie anspricht.

Bevor Sie damit beginnen, Ihre Essenzen zu mischen und die Anwendungen durchzuführen, müssen Sie wissen, daß zwanzig Tropfen ätherisches Öl einem Milliliter (ml) und ein Teelöffel (Kochmaß) fünf Millilitern (5 ml) entspricht. Hilfreich wäre es auch, die Seiten 65 ff dieses Kapitels zu lesen, bevor Sie sich für ein bestimmtes Basisöl entscheiden.

MASSAGEN

Massagen sind die älteste Behandlungsmethode. Der Name leitet sich von dem portugiesischen »amassar« ab, was soviel heißt wie »kneten«. Es gibt viele verschiedene Formen der Massage, im wesentlich geht es jedoch immer darum, die Organtätigkeit zu stimulieren sowie Blutkreislauf und Lymphsystem anzuregen, so den Abbau von Giftstoffen zu beschleunigen und eventuelle Stauungen zu beseitigen.

Sich von Zeit zu Zeit eine aromatische Ganzkörpermassage zu gönnen, ist etwas Wunderbares, und die Wirkung, das Gefühl, sich einfach umwerfend zu fühlen, kann über mehrere Tage hinweg anhalten. Die dazwischenliegenden Zeitspannen können Sie durch Selbstbehandlungen überbrücken, von denen es eine ganze Reihe gibt (Gesichts- bis zu Fußmassagen). Noch besser ist es freilich, mit einem Partner zusammenzuarbeiten und das Massieren genauso zu genießen wie das Massiertwerden.

Es gibt einige grundlegende Massage-Handgriffe, die Sie leicht erlernen können und die Ihnen helfen, Verspannungen vor allem im Nacken- und Rückenbereich loszuwerden. Außerdem tragen sie dazu bei, Streß abzubauen und den Kreislauf anzuregen. Dazu benötigen Sie allerdings einen Partner.

Masseur und Massierter sollten sämtlichen Schmuck ablegen. Falls derjenige, der massiert wird, Kontaktlinsen trägt, sollten diese ebenfalls entfernt werden.

Für das Massageöl werden 4 Tropfen ätherisches Öl (Lavendel ist eigentlich immer richtig) mit 10 ml Mandelöl, Traubenkernöl oder einem anderen geeigneten Basisöl gemischt. Gießen Sie etwa einen Teelöffelvoll in eine Handfläche und verreiben Sie das Öl zwischen den Händen. Während der Massage können Sie je nach Bedarf mehr Öl zugeben.

WARNUNG

Massagen sind keine geeignete Behandlungsform

- während einer Infektionskrankheit oder eines Knochenbruches;
- auf Krampfadern oder noch nicht völlig verheilten Narben;
- auf blauen Flecken oder anderen Hautverletzungen;
- während der Schwangerschaft;
- während oder kurz vor der Menstruation.

AROMATISCHE MASSAGE-ÖLE

Massagen sind eine herrlich entspannende Therapieform und können den Blutkreislauf kräftig anregen, was wiederum die Entschlackung des Körpers fördert.

Reine ätherische Öle sind hochkonzentriert und sollten nie direkt auf die Haut aufgetragen werden. (Siehe die Tabelle der Essenzen, die nur in sehr geringer Dosierung verwendet werden dürfen; Seite 47.) Unbedingt empfehlenswert ist die Wahl eines qualitativ hochwertigen Basisöls (siehe Kapitel vier). Auf 50 ml Basisöl können bis zu 20 Tropfen von einem oder mehreren ätherischen Ölen gegeben werden, das heißt 4 Tropfen pro 10 ml. Im Durchschnitt reicht eine Menge von vier Teelöffeln für eine Ganzkörpermassage, zum Massieren einzelner Körperteile benötigt man wesentlich weniger. Unten sind einige Massage-Handgriffe erläutert, die man selbst anwenden kann.

Vergessen Sie nicht, das Massageöl in die Fußsohlen einzureiben. Auf dieses Art gelangen die wohltuenden Eigenschaften der Essenzen rasch in den ganzen Körper und stimulieren oder entspannen (je nach gewählten Essenzen) alle korrespondierenden Reflexzonen.

GRUNDLEGENDE MASSAGE-HANDGRIFFE

Die streichende Bewegung mit sanftem Druck ist beruhigend, gut geeignet zum Auftragen eines ätherischen Massageöls.

Geben Sie eine kleine Menge Öl in die Handfläche und reiben Sie die Hände aneinander, so daß das Öl zwischen beiden Händen verteilt wird.

1 Handfläche und Finger leicht vom unteren Ende der Wirbelsäule über die Rückenmitte aufwärts bis zum Genick gleiten lassen.

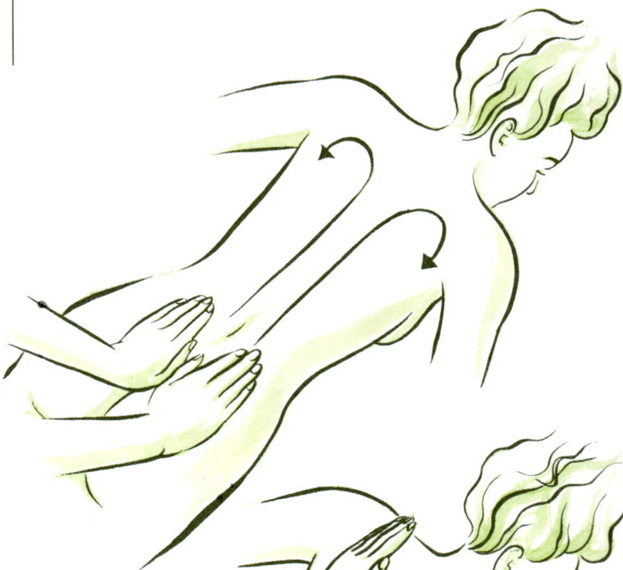

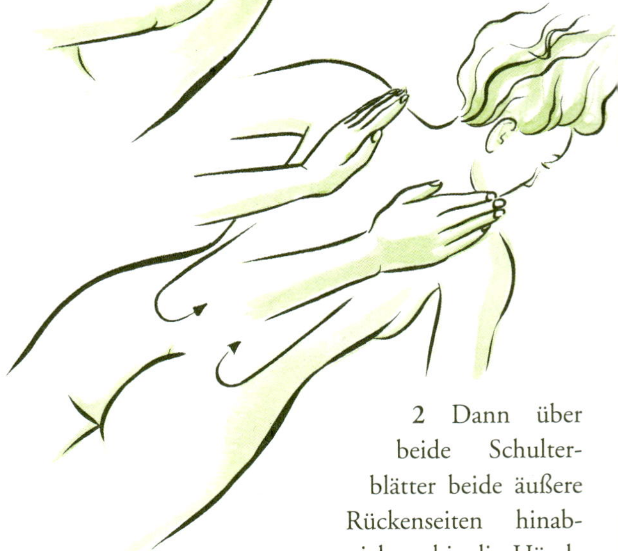

2 Dann über beide Schulterblätter beide äußere Rückenseiten hinabstreichen, bis die Hände am unteren Ende der Wirbelsäule wieder zusammentreffen.

Diese streichende Bewegung trägt dazu bei, die behandelte Region zu erwärmen und zu entspannen und sollte mehrmals wiederholt werden. Auch zum Abschluß einer Massagebehandlung zu empfehlen. Die zirkelnde Bewegung wirkt ebenfalls beruhigend und verteilt das Öl gleichmäßig auf einer größeren Hautfläche.

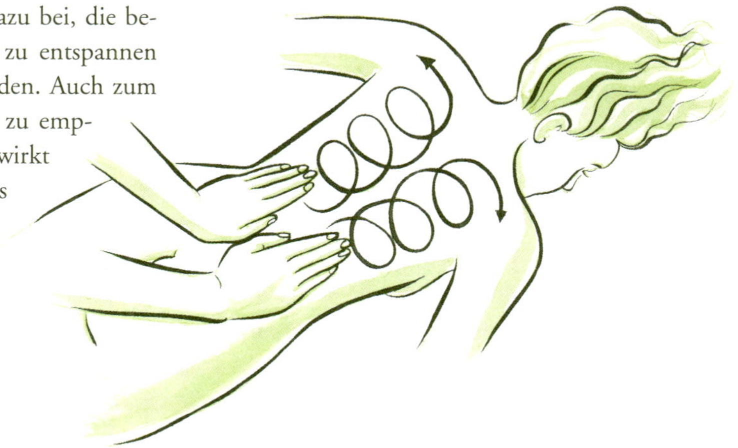

3 Bewegen Sie Handflächen und Finger in weiten Kreisen auf beiden Seiten der Wirbelsäule aufwärts, wobei sich die Kreise so überschneiden, daß sie eine Art Spiralmuster bilden.

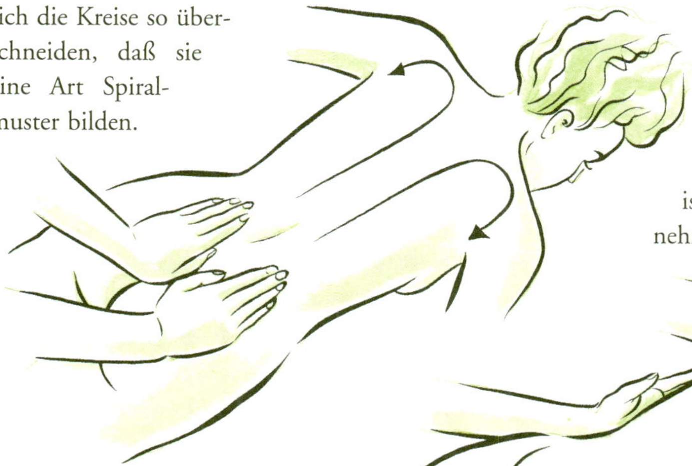

4 Beide Hände den Körperformen folgend mit leichtem Druck in Richtung Herz bewegen. Bei Streichbewegungen, die vom Herzen wegführen, die Hände genauso an den Körperseiten entlangführen, aber diesmal ohne Druck. Bei diesem Massagegriff ist es für den Massierten besonders angenehm, wenn die Hände des Massierenden in ständigemKontakt mit dem Körper bleiben und alle Bewegungen in einem gleichmäßig langsamen Rhythmus erfolgen.

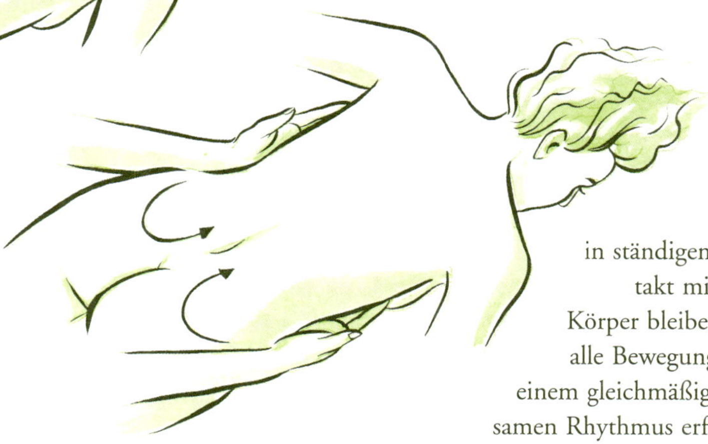

Effleurage heißt ein anderer streichender Griff, der den Körper entspannen hilft.

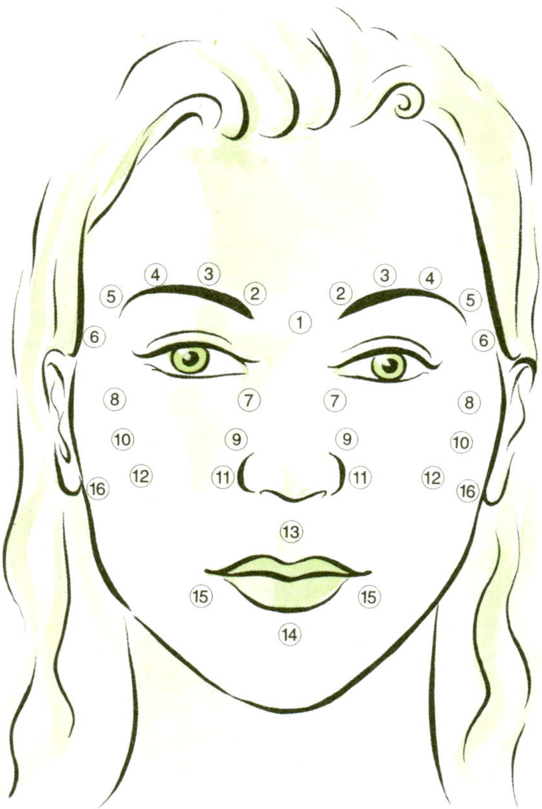

GESICHTSMASSAGE

Nichts wirkt entspannender als eine Gesichtsmassage, vor allem dann, wenn man sie von einem anderen erhält. Die im folgenden erklärten Schritte können Sie jedoch auch bei einer Selbstmassage anwenden

Bevor Sie mit einer Gesichtsmassage beginnen, müssen sämtliche Makeup-Reste entfernt werden. Anschließend halten Sie Ihr Gesicht einige Minuten lang über eine Schüssel mit dampfend heißem Wasser (Handtuch über den Kopf) und tupfen es danach mit einem kühlen, feuchten Tuch ab.

Wenn Sie jemand anderen massieren, sollten Sie stets mit nur leichtem Druck beginnen und dann nachfragen, ob ein stärkerer Druck erwünscht ist. Der zu Massierende liegt auf dem Rücken. Die Massage beginnt mit leichten Bewegungen der Fingerspitzen, die von der Stirnmitte ausgehend nach außen streichen.

Beenden sollten Sie die Massage mit einer beruhigenden Gesichtsmaske (siehe Seite 58).

Links: Für eine therapeutische Massage entsprechend der folgenden Anleitungen jeden Punkt leicht massieren.

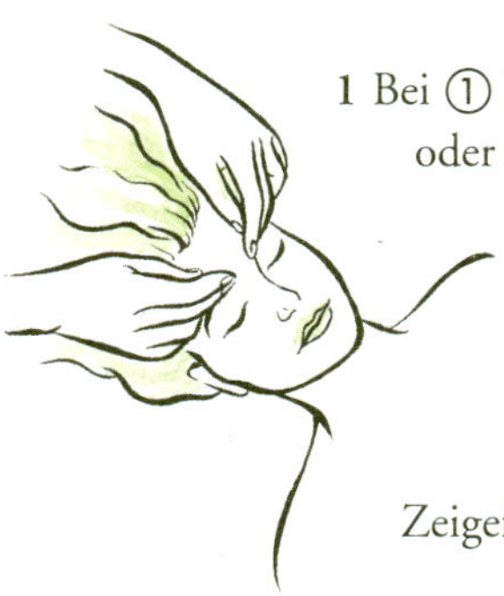

1 Bei ① beginnend mit einem oder zwei Fingern leichten Druck ausüben. Dann gleichzeitig über beide Augenbrauen streichen, auf ② – ⑤ mit den Zeigefingern kurz drücken.

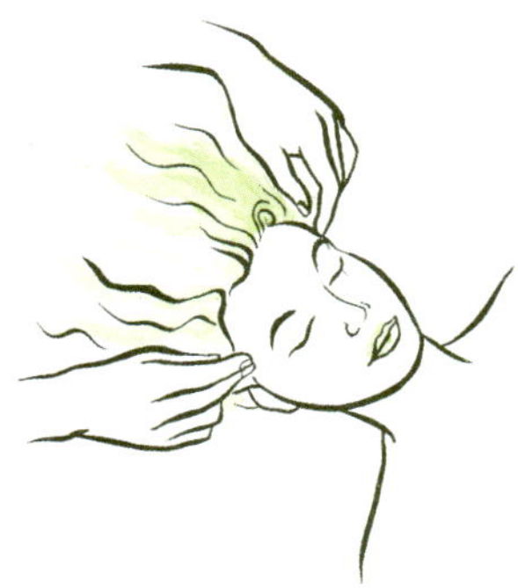

2 An den Schläfen ⑥ etwas länger drücken (circa fünf Sekunden). Dazu am besten auf jeder Seite zwei Finger benutzen.

3 Nahe der Nase, bei ⑦ beginnend, alle Punkte bis hinauf zu ⑫ leicht drücken. Auf beiden Seiten gleichzeitig mit je einem Finger arbeiten.

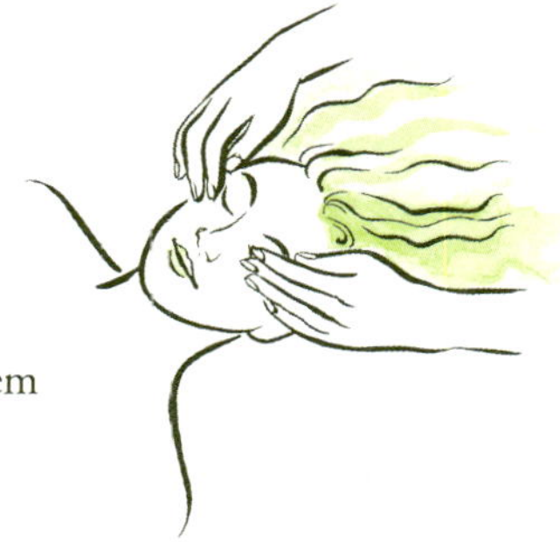

4 Einen Zeigefinger zwischen Nase und Oberlippe ⑬ legen (parallel zur Oberlippe) und leicht andrücken.

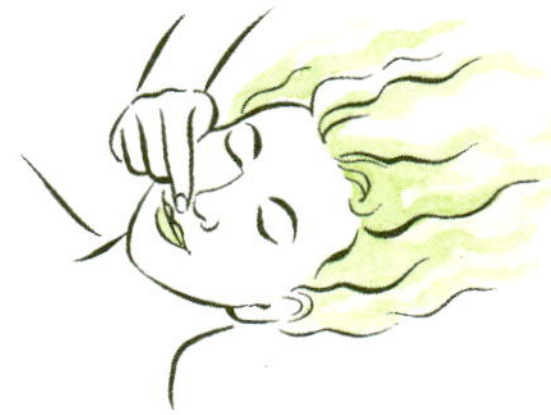

5 Mit demselben Finger Punkt ⑭ unterhalb der Unterlippe und anschließend die Punkte ⑮ am Kinn drücken.

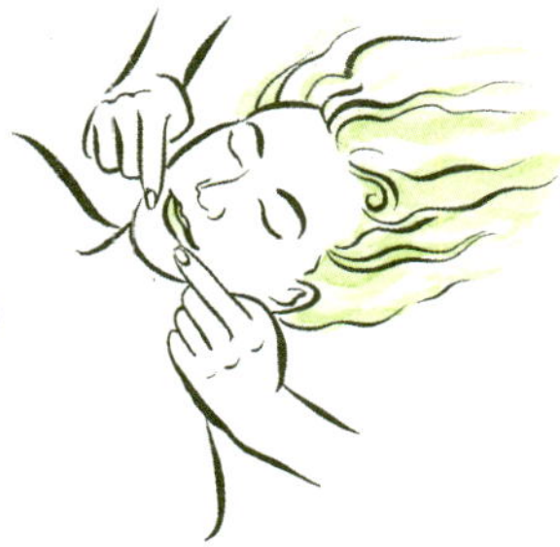

6 Die Finger langsam aufwärts bewegen zu den Punkten ⑬, auf Höhe des Ohrläppchens wiederum leichten Druck ausüben.

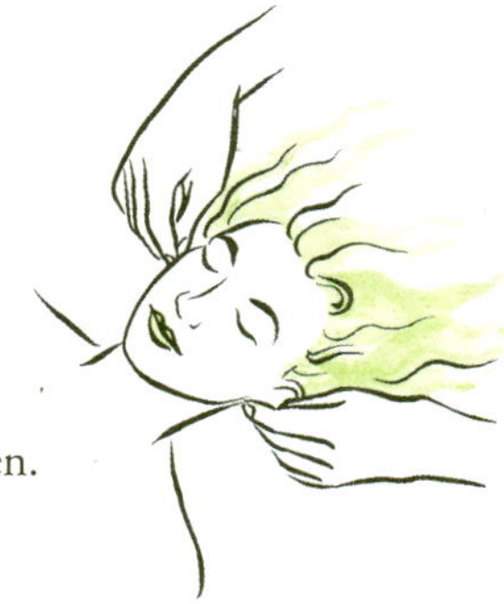

7 Vom Zentralpunkt ① ausgehend die Gesichtskonturen nach außen ausstreichen; mit den Fingerspitzen sanft über die Stirn und dann über die Augenbrauen streichen.

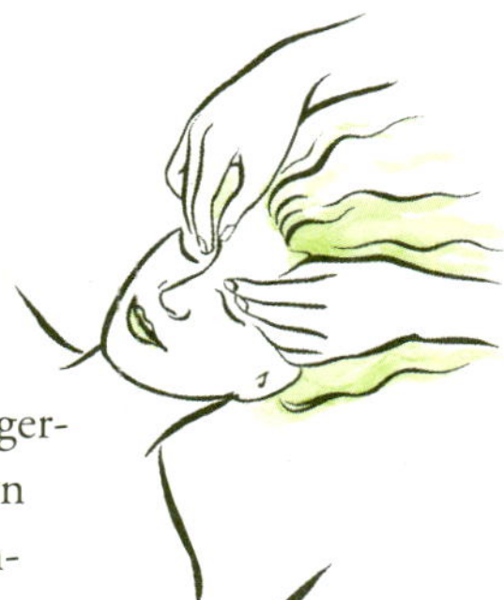

8 Nun von beiden Nasenseiten beginnend die Fingerspitzen ganz leicht unter die Augen führen.

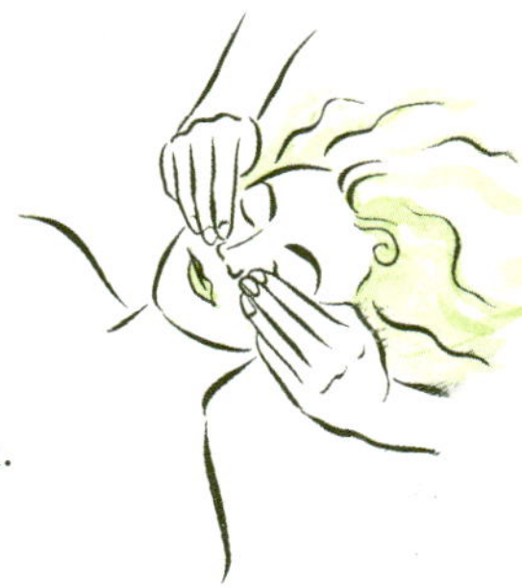

9 Dann von Punkt ⑬ unter der Nase aus die Fingerspitzen langsam über die Wangen gleiten lassen.

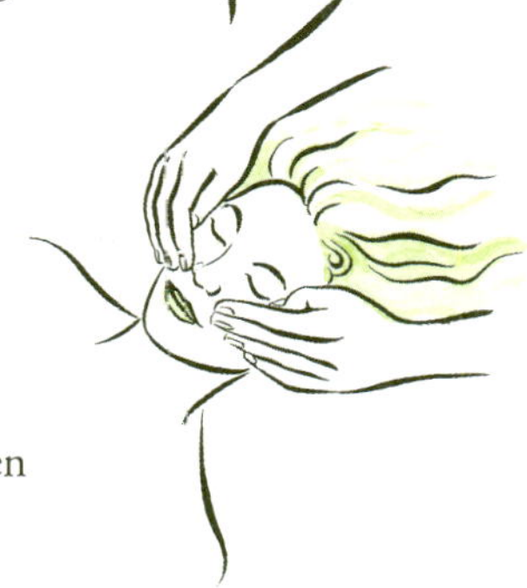

10 Zuletzt, unter dem Mund bei Punkt ⑭ beginnend, mit den Fingerspitzen unter dem Mund entlang und über das Kinn streichen.

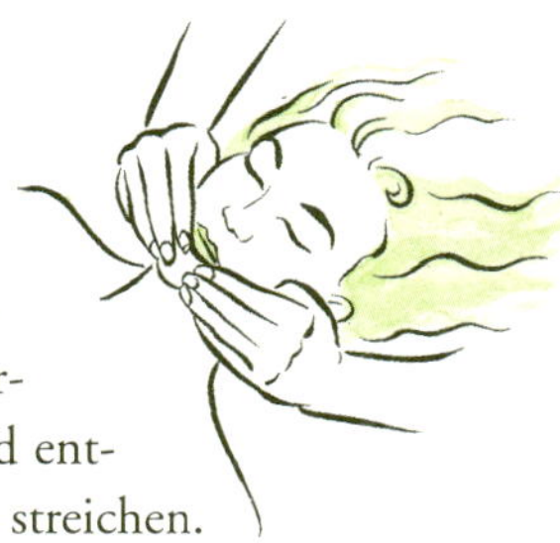

FUSSMASSAGE

Eine sanfte Fußmassage kann sowohl entspannend als auch anregend wirken. Sie können auch hier mit einem Partner zusammenarbeiten oder eine Selbstbehandlung durchführen. Optimale Erfolge erzielen Sie, wenn Sie erst einen Fuß fertig behandeln und dann den zweiten drannehmen.

1 Den Fuß in beide Hände nehmen und die Wölbung an der Unterseite mit den Daumen sanft durchkneten.

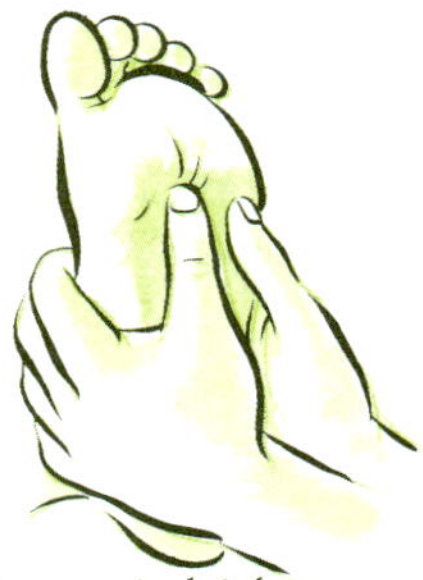

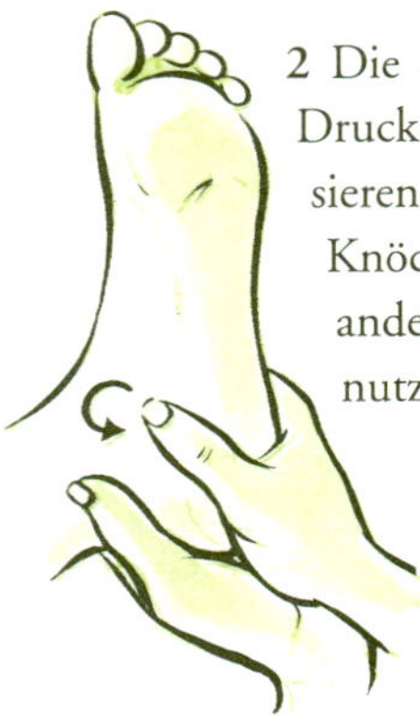

2 Die Seiten der Ferse mit leichtem Druck und Kreisbewegungen massieren, dabei auf einer Seite des Knöchels den Daumen, auf der anderen die restlichen Finger benutzen.

3 Die Fußsohle in der einen Hand haltend, mit dem Daumen der anderen Hand über den Fußrücken streichen; und zwar von der großen Zehe beginnend aufwärts bis zum Knöchel. Diese Bewegung von jeder Zehe (und den dazwischenliegenden Stellen) aus mit sanftem Druck wiederholen.

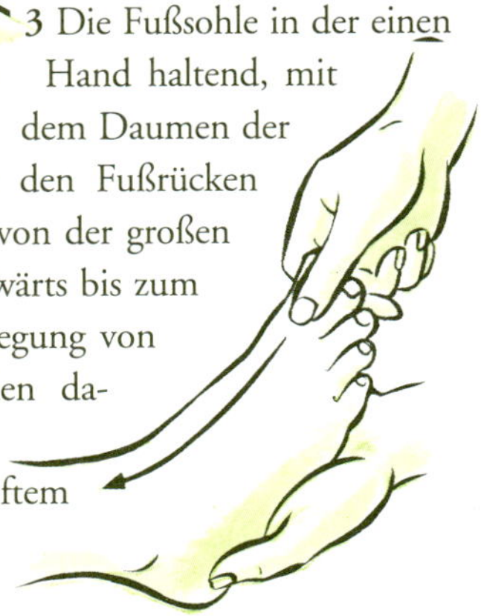

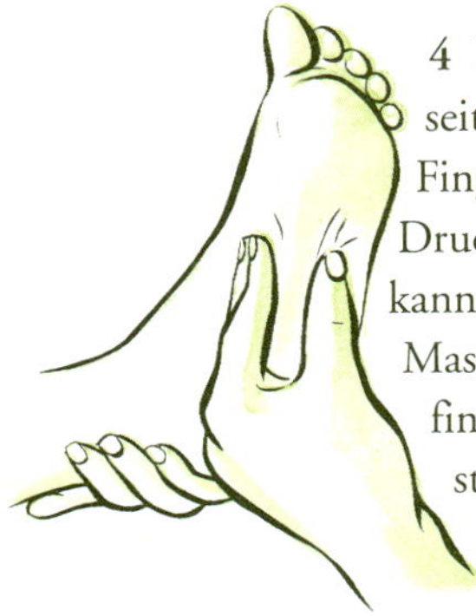

4 Fußsohle und beide Fußseiten mit den Daumen und Fingern massieren. Mäßiger Druck ist angebracht und kann je nach dem, was der Massierte als angenehm empfindet, gemildert oder verstärkt werden.

5 Den Fuß in einer Hand halten und nacheinander alle Zehen zwischen Daumen und Zeigefinger nehmen und drücken. Am unteren Ende jedes Zehs anfangen und die Finger nach oben streichen, bis sie sich treffen.

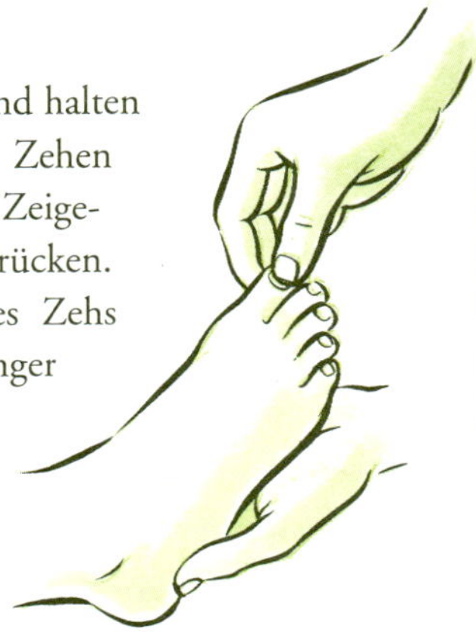

6 Zum Abschluß streicheln Sie den Fuß mit beiden Händen; wenn ein anderer massiert, sollten dessen Fingerspitzen dabei zum Bein hin deuten. Die Hände langsam und sanft vom Fuß wegziehen. Wenn Sie Ihren Fuß selbst massieren, beenden Sie die Behandlung, indem Sie den Fuß in beiden Händen halten und bewußt entspannen.

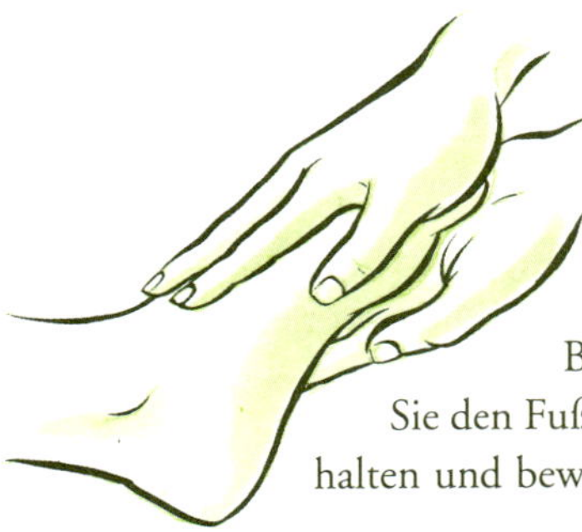

SCHÖNHEITSPFLEGE

Der hektische Lebensstil, der so typisch für unsere heutige Zeit ist, kann Ihrer Haut und Ihren Haaren übel mitspielen. Die Aromatherapie nun kann auf zweierlei Art unreine Haut verbessern und stumpfem Haar neuen Glanz verleihen.

Zunächst einmal können die chemischen Bestandteile der ätherischen Öle in Form von Cremes, Gesichtsmasken und Gesichtswässern dazu beitragen, Hautprobleme wie zu trockene oder zu fette Haut, Akne, Schuppenflechte und ähnliches auszugleichen. Und zweitens können die auf die Psyche wirkenden Kräfte der Aromatherapie helfen, Streß und Verspannungen abzubauen, die ihrerseits häufig Ursache kleinerer Hautunreinheiten sind.

CREMES

Ein griechischer Arzt namens Galen stellte um 150 n. Chr. eine Creme aus einer Mischung aus geschmolzenem Bienenwachs, Olivenöl und Rosenwasser her. Man nannte sie »kalte Creme«, weil sie auf der Haut eine anhaltend kühlende Wirkung entfaltete. Im Laufe der Jahre wurde das Olivenöl durch andere Öle wie beispielsweise Mandelöl ersetzt. Auf dem Prinzip, Öl und Wasser zu mischen, basiert jedoch noch heute die Herstellung aller Reinigungs- und Feuchtigkeitscremes. Es scheint, daß Öl in Verbindung mit Wasser Feuchtigkeitsverlust besser zu verhindern vermag als Öl allein. Leider ist ein großer Teil der modernen Fertig-Cremes weniger hochwertig als jene antiken Produkte: Aus Gründen der Kostenersparnis werden vielfach mineralische Öle anstelle der teureren reinen Pflanzenöle verwendet. Das Bienenwachs wird entweder gebleicht oder künstlich eingefärbt, um eine ansprechendere Farbe zu erhalten. Und natürlich sind die Duftstoffe fast aller Cremes auf chemischem Wege hergestellt und synthetischer Natur. All das zusammengenommen mindert zum einen die Qualität und erhöht andererseits dennoch unnötig die Kosten.

Naturcremes enthalten nur reine und natürliche Zutaten und lassen sich leicht und abgestimmt auf Ihren individuellen Hauttyp herstellen. Um die Frische der Creme zu garantieren, empfiehlt sich die Herstellung von jeweils nur geringen Mengen. Wie bereits erwähnt, beginnen die ätherischen Öle etwa drei Monate nach der Mischung mit einem Basisöl ihre Heilkräfte zu verlieren. Da viele verschiedene Essenzen zur Auswahl stehen, sollten Sie Ihre Mischung auch von Mal zu Mal etwas variieren. Die Cremes sollten in einem luftdicht verschließbaren Gefäß und nach Möglichkeit kühl aufbewahrt werden.

Sie können Ihre eigenen Reinigungs- und Feuchtigkeitscremes herstellen, indem Sie 20 ml (4 Teelöffel) Mandelöl (wenn eine reichere Creme gewünscht wird, können Sie auch 5 ml Avocadoöl und 15 ml Mandelöl verwenden) mit 2 Teelöffeln zerkleinertem Bienenwachs, 20 ml destilliertem oder Quellwasser und 8 Tropfen einer aromatischen Essenz mischen. Das Verhältnis Öl – Bienenwachs kann je nach gewünschter Konsistenz variiert werden.

Empfohlene ätherische Öle nach Hauttyp:

Trockene Haut: Geranium, Jasmin, Sandelholz
Normale Haut: Geranium, Lavendel, Jasmin
Fette Haut: Geranium, Zypresse
Empfindliche Haut: Kamille, Neroli, Rose, Rosenholz

Herstellung einer Creme: Das Bienenwachs vor dem Wiegen zerkleinern. Zusammen mit dem Mandelöl in eine feuerfeste Glasschüssel geben und im Wasserbad erhitzen. Die Mischung so lange rühren, bis das Wachs geschmolzen ist. Vom Feuer nehmen und Wasser und ätherisches Öl beifügen. Sie können nur eine Essenz, aber auch eine Mischung aus zwei bis drei Ölen nehmen, solange die angegebene Tropfenzahl nicht überschritten wird. Kräftig verquirlen, bis die Mischung cremig wird, dann sofort in ein sterilisiertes Gefäß mit luftdicht schließendem Deckel füllen. Die Creme hält im Kühlschrank ca. einen Monat lang.

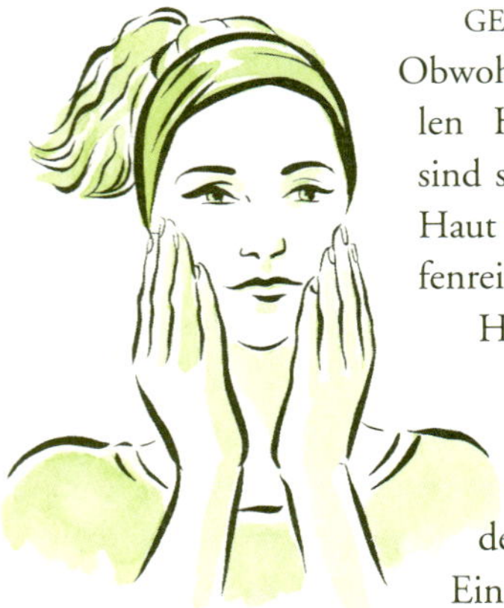

GESICHTSMASKEN

Obwohl Gesichtsmasken allen Hauttypen gut tun, sind sie vor allem für fette Haut geeignet, weil sie tiefenreinigend wirken und Hautunreinheiten beseitigen können und dabei die natürliche Feuchtigkeit der Haut erhalten. Eine gute Basis ist die Mischung aus sehr fein gemahlenem Hafermehl und Naturjoghurt. Das Hafermehl reinigt die Haut und macht sie zart, während die Säure des Joghurts schädliche Bakterien tötet. Dazu kommen ein paar Tropfen ätherisches Öl oder eine Mischung. Kräftig unterrühren. Eine Menge von je 2 Teelöffeln Hafermehl und Joghurt ist ausreichend für mindestens zwei Gesichtsbehandlungen. Die Mischung ist im Kühlschrank bis zu einer Woche lang haltbar.

Vor allem bei fetter Haut ist es sinnvoll, das Gesicht vor dem Auftragen einer Maske über Wasserdampf zu halten. Das öffnet die Poren und macht die Haut aufnahmebereiter für die tiefenreinigende Wirkung der Maske. Füllen Sie dazu kochendes Wasser in eine tiefe Schüssel und halten Sie Ihr Gesicht darüber; intensiver wirkt der Dampf, wenn Sie sich ein Handtuch über den Kopf legen, das auch den Schüsselrand bedeckt. Der Dampf wird in die Haut eindringen, die Poren öffnen und allen Schmutz an die Oberfläche bringen. Bei trockener Haut kann man einige Tropfen Jojoba- oder Nachtkerzenöl in das Wasser geben (siehe Seite 66 f), um die Haut zarter zu machen.

Tragen Sie die Gesichtsmaske mit den Fingern auf Stirn, Nase, Wangen, Kinn und Hals auf. Augen und Augenumgebung müssen jedoch frei bleiben. Die Maske sollte etwa dreißig Minuten lang einwirken. In dieser Zeit trocknet sie leicht an. Anschließend wird sie mit warmem Wasser und einen weichen Tuch oder Waschlappen abgewaschen. Um die Poren wieder zu schließen, kann man kaltes Wasser oder Rosenwasser verwenden. Um eine gröbere Masse zu erhalten, wie man sie für Kleiewaschungen benötigt, verwenden Sie Haferflocken und einen halben Teelöffel Kleie anstelle des feinen Hafermehls. Die Kleie fördert die porentiefe Reinigung.

Einer Gesichtspflegemaske (vor allem für trockene Haut) kann man auch Honig beifügen. Er macht die Haut zarter und nährt sie.

Empfohlene ätherische Öle für Ihre Gesichtsbehandlung nach Hauttyp:

Normale/trockene Haut: Kamille, Geranium, Sandelholz
Fette Haut: Geranium, Zedernholz
Reife Haut: Myrrhe, Sandelholz, Weihrauch

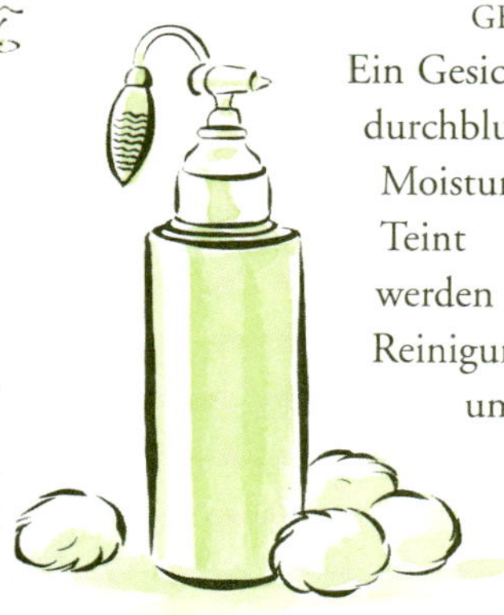

GESICHTSWÄSSER

Ein Gesichtswasser regt die Hautdurchblutung an und wirkt so als Moisturizer, macht also den Teint geschmeidiger. Häufig werden Gesichtswässer nach der Reinigung der Haut verwendet, um Rückstände wie abgestorbene Hautzellen oder Rußpartikel zu entfernen. Das billigste und gebräuchlichste Gesichtswasser ist ganz gewöhnliches kaltes Leitungswasser, das man sich ins Gesicht spritzt. Gerade am Morgen wirkt das ungeheuer belebend. Allerdings fehlt dabei der Duft.

Nun können Sie ganz einfach Ihr eigenes, auf Ihren Hauttyp abgestimmtes Gesichtswasser herstellen, indem Sie Mineral- oder Quellwasser mit einigen Tropfen ätherischen Öls versetzen. Lavendel und Rose sind hierzu besonders beliebt, weil sie fast allen Hauttypen gut bekommen; Sie können aber auch eine der unten aufgeführten Essenzen speziell für Ihren Hauttyp wählen. Füllen Sie die Flüssigkeit in einen Zerstäuber und bewahren Sie sie an einem dunklen, kühlen Ort auf. Ein solches erfrischendes Gesichtswasser wirkt nicht nur am Morgen belebend, und seine Anwendung ist auch nicht auf das Gesicht beschränkt.

Empfohlene ätherische Öle nach Hauttyp:

Normale/trockene Haut: Geranium, Lavendel, Römische Kamille, Rose

Empfindliche Haut: Deutsche Kamille

Fette Haut: Lavendel

Herstellung eines Gesichtswassers: Bis zu 10 Tropfen (insgesamt) von einem oder mehreren der empfohlenen Essenzen in 50 ml Quellwasser geben, das heißt 2 Tropfen auf je 10 ml, und dann kräftig schütteln, ebenso vor jeder Anwendung. Mit einem Zerstäuber kann man sich das erfrischende Wasser mehrmals täglich auf die Haut sprühen. Dabei die Augenumgebung meiden! Am besten stellen Sie das Gesichtswasser nur in kleinen Mengen her, denn es sollte nicht länger als drei Tage aufbewahrt werden. Normales Leitungswasser ist zur Herstellung deshalb nicht empfehlenswert, weil es heutzutage leider meist viele chemische Zusätze enthält.

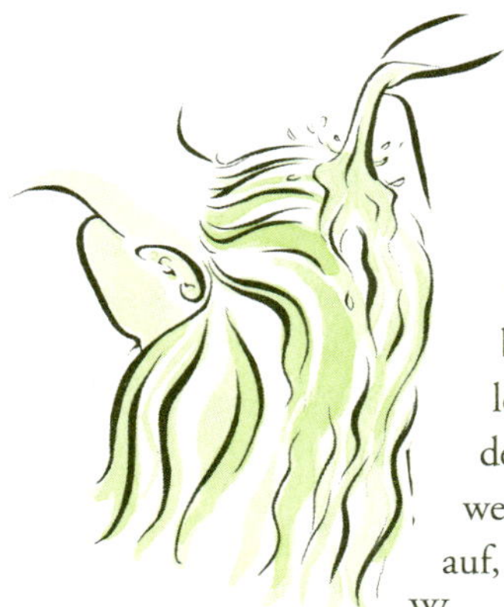

HAARSPÜLUNGEN

Einige Tropfen ätherisches Öl (oder einer Essenzenmischung) auf 1 Liter warmes Wasser gegeben, kann man als letzte Spülung nach dem Haarewaschen verwenden. Achten Sie darauf, daß das Öl in dem Wasser völlig gelöst ist, bevor Sie es über das Haar gießen.

PARFÜM

Sie können sich aus Ihren Lieblingsessenzen auch eine ganz persönliche Duftmischung komponieren – und neben dem Wohlgeruch auch von den wohltuenden Kräften der ätherischen Öle profitieren. Bei der Auswahl sind Ihrer Phantasie keine Grenzen gesetzt. Denken Sie jedoch daran, genau mitzuschreiben, wieviel Sie von welchem Öl verwenden, sonst gelingt Ihnen die Komposition des für Sie idealen

Duftes womöglich kein zweites Mal!

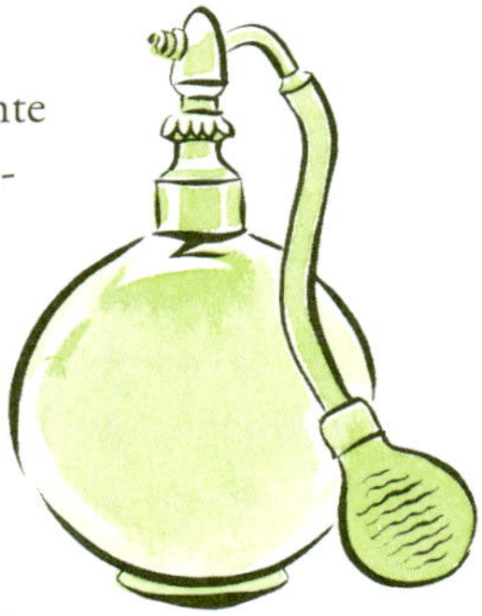

Wenn Sie die gewünschte Duftmischung zusammengestellt haben, können Sie sie auf verschiedene Arten verwenden: ein paar Tropfen auf ein Potpourri, auf ein Einstecktuch oder auf einem Duftvlies in den Wäscheschrank. Wenn Sie das Parfüm direkt auf die Haut auftragen wollen, müssen Sie es zuerst mit Jojoba-Basisöl verdünnen (etwa 10 Tropfen auf 10 ml Basisöl). Sparsam anwenden.

GESUNDHEITS-BEHANDLUNGEN

Fast täglich haben wir mit irgendwelchen kleineren Beschwerden oder sogar ernsthaften Schmerzen zu tun, die wir nicht unbedingt mit Tabletten oder anderen Medikamenten bekämpfen bzw. unterdrücken wollen. In diesem Zusammenhang kann die Aromatherapie eine echte Alternative sein. Und dabei wirkt sie gleich zweifach: Zum einen kann die Anwendung eines bestimmten ätherischen Öls in Form eines Dampfbades, einer Kompresse, als Inhalation, Gurgelwasser etc. sofortige Linderung verschaffen; darüber hinaus, und das ist der zweite Punkt, verbreiten die Essenzen ein wohltuendes Aroma, das die Stimmung zu heben und dadurch auch Ihre allgemeinen Abwehrkräfte zu stärken vermag.

DAMPFBAD UND SAUNA

Sauna und Dampfbad sind nicht zuletzt deshalb so beliebt, weil dabei überschüssige Flüssigkeiten und Giftstoffe aus dem Körper ausgeschieden werden. Das hängt damit zusammen, daß durch die heiße, dampfende Luft der Kreislauf angeregt wird und sich die Poren öffnen. Wenn Sie nun insgesamt 4 bis 8 Tropfen von einem oder mehreren ätherischen Ölen auf ein Stückchen Baumwolle geben, werden Duftmoleküle freigesetzt und zirkulieren im Dampf.

Für die Sauna genügen 2 Tropfen ätherisches Öl auf einen halben Liter Wasser für einen Aufguß.

Eukalyptus, Fichtennadeln und Zitrone sind die für diesen Zweck beliebtesten Essenzen. Auch Tea-Tree eignet sich dafür.

KOMPRESSEN

Kalte Kompressen werden zur Linderung von Schmerzen (vor allem als Folge von äußeren Verletzungen und Wunden) sowie bei Schwellungen und Fieber angewandt. Heiße Kompressen können den Kreislauf anregen, die Poren öffnen und innerliche Schmerzen bei Beschwerden wie Bauchkrämpfen, Arthritis und Gicht lindern.

Für eine Kompresse geben Sie einige Tropfen des entsprechenden ätherischen Öls in eine große Schüssel mit Wasser: Höchstens 6 Tropfen auf 100 ml Wasser. Dann wird ein Tuch oder Waschlappen in das Wasser getaucht, ausgewrungen und auf die Haut aufgelegt. In bestimmten Zeitabständen sollte das Tuch immer wieder neu ins Wasser getaucht werden. Bei kalten Kompressen muß dieser Vorgang öfter wiederholt werden, weil die Körpertemperatur das Tuch jeweils rasch aufwärmt. Um eine heiße Kompresse in der gewünschten Temperatur zu halten, können Sie beispielsweise eine Wärmflasche mit heißem Wasser darüberlegen. Um die Verdunstung einzuschränken, kann man bei kalten wie warmen Kompressen wasserdichtes Material darüberlegen.

Auch für Kompressen gilt, daß Sie möglicher Hautreizungen wegen die Dosis bei bestimmten ätherischen Ölen auf 1 Tropfen beschränken sollten (siehe Seite 47).

INHALATION

Inhalationen können bei Erkältungen wahre Wunder wirken, da sie die Schleimhäute zum Abschwellen bringen. Für direkte Inhalationen geben Sie 4 bis 8 Tropfen einer Essenz oder einer Mischung auf ein Tuch oder Taschentuch.

Bei Schlaflosigkeit können Sie einige Tropfen eines beruhigenden ätherischen Öls (oder einer Mischung aus mehreren) auf das Kopfkissen träufeln. Hierzu eignen sich zum Beispiel Lavendel, Neroli und Muskatellersalbei.

DAMPFINHALATION

Sie können auch einige Tropfen der gewünschten Essenz(-Mischung) in eine Schüssel mit heißem Wasser geben (bis zu 8 Tropfen auf 1 Liter kochendes Wasser). Beachten Sie aber unbedingt die Tabelle auf Seite 47, in der diejenigen ätherischen Öle genannt sind, die nur in geringen Dosen verwendet werden sollten. Auch müssen Sie das Wasser rühren, bis sich das Öl darin gelöst hat. Dann halten Sie Ihren Kopf mindestens 15 cm über die Schüssel, decken ein Handtuch darüber und atmen ein paar Minuten lang die Dämpfe ein. Dämpfe dürfen niemals zu lange inhaliert werden, weil sich der gewünschte Effekt sonst ins Gegenteil verkehren könnte, das heißt, daß die Schleimhäute wieder anschwellen und die Durchgänge verstopfen. Asthmatiker sollten nicht inhalieren.

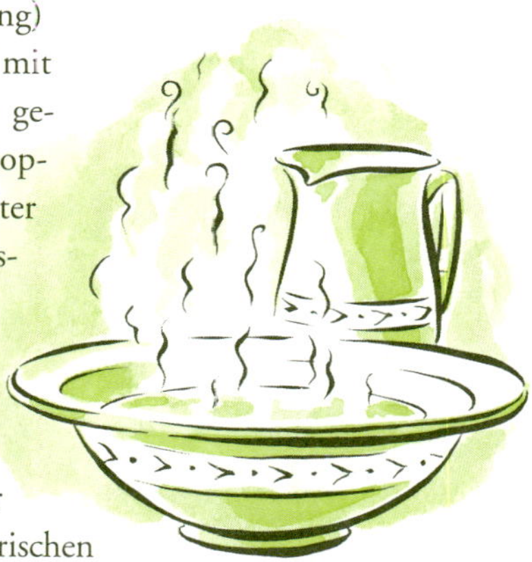

Pfefferminze eignet sich zwar hervorragend für Dampf-Inhalationen bei verstopfter Nase, aber Sie sollten nie mehr als 1 Tropfen auf eine große Schüssel mit Wasser geben (siehe auch die Tabelle auf Seite 47 für weitere Essenzen, die nur niedrig dosiert verwendet werden dürfen).

Es gibt eine ganze Reihe von ätherischen Ölen, die auf dem Wege der Dampf-Inhalation Symptome von grippalen Infekten und Erkältungskrankheiten lindern helfen. Bei Ihrer Auswahl sollten Sie die Tageszeit der Anwendung nicht außer acht lassen: So wäre es beispielsweise nicht ratsam, Cajeput am Abend anzuwenden. Denn Cajeput ist zwar ein außerordentlich wirksames Antiseptikum, könnte Sie durch seine anregenden Eigenschaften aber am Einschlafen hindern. Sinnvoll für eine solche Behandlung wäre etwa eine Mischung von Cajeput mit einem anderen, beruhigenden Öl wie Lavendel.

GURGELWÄSSER

Gurgelwässer helfen bei Halsschmerzen, stärken das Zahnfleisch und dienen allgemein als Mundwasser. Tropfen Sie einfach etwas Essenz in ein Glas warmes Wasser. Unbedingt darauf achten, daß das Öl im Wasser verteilt wird (kräftig schütteln oder rühren).

BADEBEHANDLUNGEN

Schon im frühesten Altertum galten Bäder als förderlich für die Gesundheit, die Schönheit und das allgemeine Wohlbefinden.

In einem Bad haben ätherische Öle die Tendenz, an der Wasseroberfläche zu bleiben; die entstehenden Dämpfe werden eingeatmet und können ihre wohltuende Wirkung entfalten. Bei anderen Formen der Mischung von ätherischen Ölen mit Wasser wie beim Duschen oder bei Waschungen werden die therapeutisch wirksamen Moleküle von der Haut aufgenommen und gelangen so in die Blutbahn. Auch Fußbäder eignen sich hervorragend für die Anwendung ätherischer Öle und können als wirksame Alternative für ein Vollbad angesehen werden, wenn dieses aus irgendeinem Grund nicht möglich ist.

BÄDER

Zwischen 4 und 6 Tropfen einer Essenz oder einer Mischung von Essenzen kommen auf eine vollgefüllte Wanne. Sehr wohltuend wirkt gerade das Öl, das in die Haut eindringt, während Sie entspannen und die Dämpfe einatmen. Gönnen Sie sich mindestens zehn Minuten zur völligen Entspannung. Bitte das Öl vorher gut im Wasser verteilen.

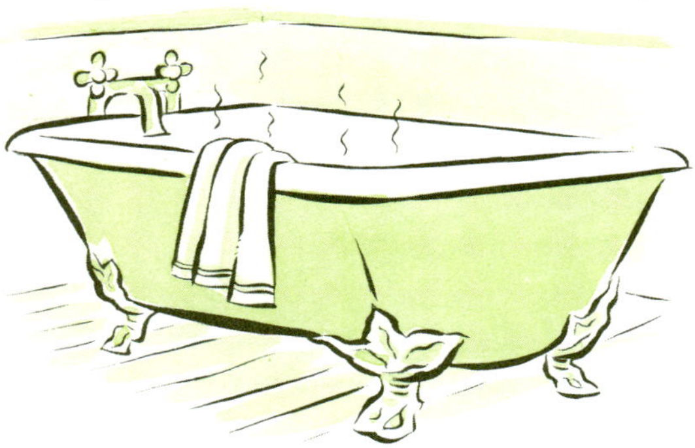

Sie können die Essenzen natürlich auch verdünnen, bevor Sie sie ins Badewasser geben; besonders bei empfindlicher Haut ist dies sehr empfehlenswert. Dazu mischen Sie 4 bis 6 Tropfen (insgesamt) eines oder mehrerer ätherischer Öle mit einem Teelöffel Milch oder zwei Teelöffeln Basisöl (siehe Seite 66 f). Diese Mischung verteilen Sie dann in der bereits mit Wasser gefüllten Wanne.

Bei einer aufkommenden Erkältungskrankheit wirkt die Mischung von Orange mit einem Gewürzöl wie Basilikum, Ingwer, Muskatnuß oder Zimtblätter ausgesprochen wohltuend. Die Gewürzöle fördern die Perspiration, wodurch der Körper verstärkt Giftstoffe ausscheidet, und das Orangenöl pflegt Haut wie Gemüt und soll sich positiv auf das Immunsystem auswirken. Bedenken Sie jedoch, daß sowohl die Gewürzöle als auch Orange Hautreizungen hervorrufen können und deshalb nur in sehr geringer Dosierung verwendet werden dürfen! Die empfohlene Menge für ein Vollbad beträgt – verdünnt mit Milch oder einem Basisöl – 1 Tropfen Orangenöl und 1 Tropfen von jedem der oben genannten Gewürzöle.

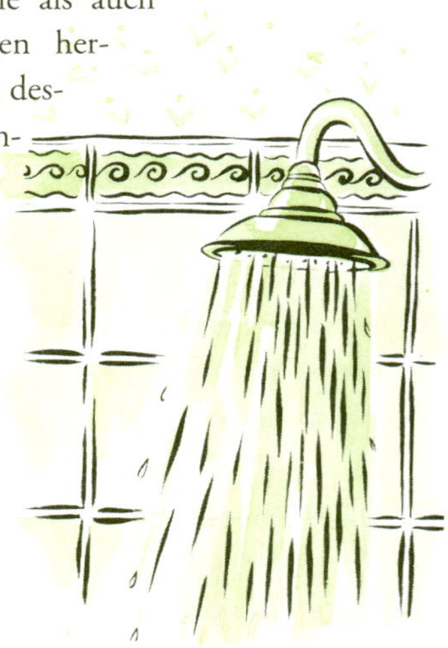

Bis zu vier Bäder pro Woche gelten als gesundheitsfördernd, mehr können die Haut austrocknen und ihre Fähigkeit beeinträchtigen, vor Infektionen zu schützen.

DUSCHEN

Nach der Körperreinigung können Sie 2 bis 3 Tropfen Essenz auf einen nassen Schwamm oder Waschlappen geben und mit diesem kurz den ganzen Körper oder bestimmte Körperteile abreiben. Dabei sollten Sie unter dem laufenden Wasser der Dusche stehen.

Sollte das nicht möglich sein, müssen Sie Ihren Körper anschließend mit klarem Wasser abspülen. Als Duschzusatz eignen sich alle Blütendüfte.

WASCHUNGEN

Geben Sie einige Tropfen eines ätherischen Öls oder einer Essenzenmischung in ein mit lauwarmen Wasser gefülltes Waschbecken. Verteilen Sie das Öl sorgfältig im Wasser. Dann können Sie einen Waschlappen ins Wasser tauchen, leicht auswringen und die gewünschten Körperteile waschen.

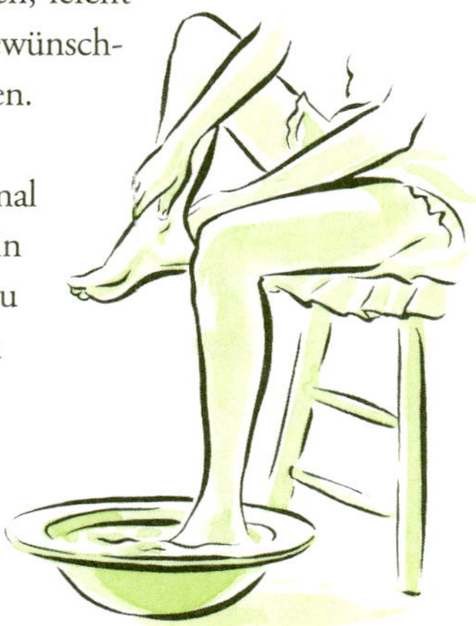

FUSSBÄDER

Wenn es Ihnen einmal nicht möglich ist, ein aromatisches Vollbad zu nehmen, kann ein Fußbad wirksamen Ersatz leisten.

Ein Fußbad erfrischt nicht nur müde, schmerzende Füße, sondern stimuliert gleichzeitig auch andere Körperteile – besonders dann, wenn Sie Ihre Füße vorher etwas massiert haben. Das Prinzip der Reflexzonenmassage basiert auf der Prämisse, daß jedes Körperorgan eine Reihe von korrespondierenden Reflexpunkten besitzt, in diesem Fall an den Fußsohlen. Ein Fachmann weiß, wie man jedes einzelne Organ durch die Füße stimuliert, aber auch schon eine allgemeine Massage des ganzen Fußes kann sich positiv auf andere Körperteile auswirken. Alternativ dazu können Sie die Füße auch mit einem Luffaschwamm rubbeln.

Für ein Fußbad nimmt man 3 bis 4 Tropfen eines ätherischen Öls oder einer Ölmischung auf eine

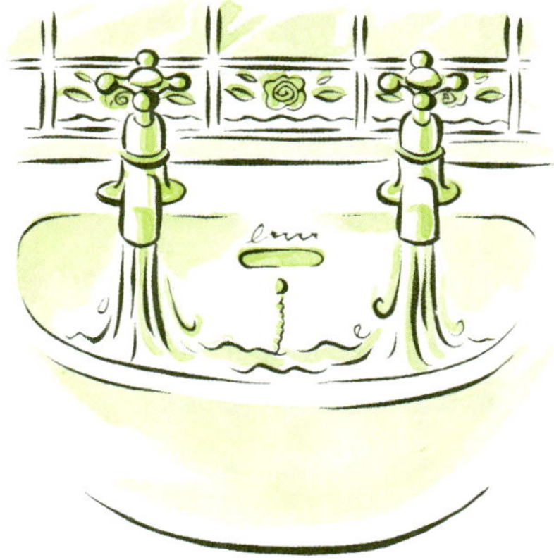

große Schüssel mit heißem Wasser. Achten Sie darauf, daß das Öl sich im Wasser verteilt. Lassen Sie die Füße mindestens zehn Minuten lang einweichen. Um die Temperatur zu halten, können Sie immer wieder heißes Wasser nachgießen. Ätherische Öle werden durch die Füße rasch absorbiert.

Eine sanfte Fußmassage mit anschließendem Fußbad (mit **nur 1** Tropfen Pfefferminzöl als Zusatz) kann bewirken, daß Sie sich selbst nach einem langen, anstrengenden Tag wie neugeboren fühlen. (Achtung, dieses Öl wirkt ausgesprochen stark!)

WOHNRAUM-AROMATISIERUNG

Eine wirkungsvolle Methode, die wohltuende Wirkung der Aromatherapie zu genießen, besteht in der Verdunstung ätherischer Öle. Es gibt verschiedene Arten, die Essenzen zur Aromatisierung der Atemluft zu verwenden. Hier die bekanntesten:

DUFTLAMPE

Es werden Duft- oder Aromalampen angeboten, die speziell für die Verdampfung von ätherischen Ölen

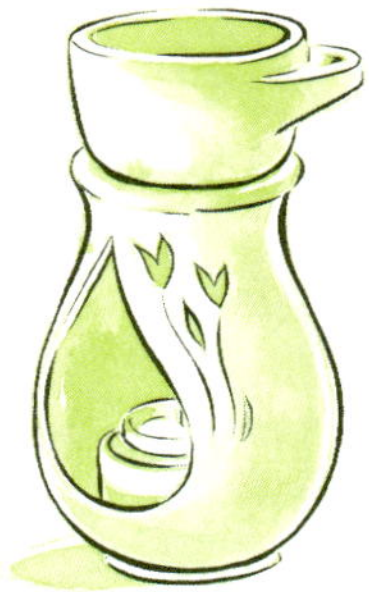

konzipiert sind. Die meisten sind aus Keramik, man findet jedoch auch Lampen aus Glas und Porzellan. Sie alle funktionieren nach demselben Prinzip: Wasser und Öl werden in einer Schale erhitzt (in der Regel durch ein Teelicht) und verdunsten.

Sie müssen lediglich eine geringe Menge heißes Wasser in die Schale geben, 4 bis 6 Tropfen einer Essenz oder Essenzmischung hinzufügen und dann das Teelicht anzünden. Das Wasser-Öl-Gemisch wird heiß und gibt aromatische Dämpfe ab. Duftlampen kann man zur Desinfektion der Luft in Krankenzimmern, zur Schaffung einer bestimmten Atmosphäre oder auch nur zur Luftverbesserung benutzen.

DUFTRINGE

Theoretisch ist es möglich, einen Tropfen Öl direkt auf eine Glühbirne zu geben, nur wird die Birne mit der Zeit klebrig und verfärbt. Deshalb sind spezielle Duftringe auf dem Markt, denen man Wasser und Öl zugibt. Dieser Ring wird auf eine Glühbirne gesetzt. Sie müssen darauf achten, daß das Licht ausgeschaltet und die Birne kalt ist, wenn Sie Wasser oder Öl in den Ring geben!

HEIZKÖRPER UND LUFTBEFEUCHTER

Eine weitere Wärmequelle sind Heizkörper. Sie können einige Tropfen ätherisches Öl auf ein trockenes Baumwolltuch träufeln und dieses direkt auf den Heizkörper legen. Aromatische Essenzen eignen sich auch für den Einsatz in Luftbefeuchtern (die zum Beispiel an die Heizung gehängt werden).

Alternativ dazu besteht die Möglichkeit, ätherische Öle einfach in eine Schüssel mit Wasser zu geben und diese irgendwo im Zimmer aufzustellen. In diesem Fall empfiehlt es sich jedoch, Fenster und Türen geschlossen zu halten.

ATOMISEURE

Auch mit Hilfe eines Atomiseurs läßt sich der wohltuende Duft in einem Raum verbreiten. Geben Sie einfach 4 Tropfen ätherisches Öl auf 250 ml (einen Viertelliter) warmes Wasser, gießen die Mischung in den Sprüher und schütteln sie kräftig durch.

Viele Öle wirken insektenabweisend. Ein wirksames Spray können Sie aus folgenden ätherischen Ölen mischen: Eukalyptus, Geranium, Gewürznelke, Lavendel, Melisse, Pfefferminze, Zitrone.

Da sich der menschliche Geruchssinn schnell an einen Duft gewöhnt, sollten Sie den Raum ein paar Minuten lang verlassen, wenn die Essenz verdunstet. Wenn Sie zurückkommen, erleben Sie dann den vollen Duft. Diverse Öle eignen sich zur Bekämpfung von Bazillen. Zwar wirken fast alle ätherischen Öle antibakteriell oder bakteriostatisch, die zu diesem Zweck wirkungsvollsten sind jedoch Bergamotte, Cajeput, Eukalyptus, Gewürznelke, Lavendel, Myrtenheide, Rosmarin, Tea-Tree, Thymian, Wacholderbeere und Zitrone. Ausgesprochen erfrischende Luftverbesserer sind Fichtennadelöl und alle Zitrusöle.

DIE WICHTIGSTEN BASISÖLE UND IHRE VERWENDUNG

Basisöle sollen das Eindringen ätherischer Öle in den Körper erleichtern. Sie sind reich an ungesättigten Fettsäuren und enthalten eine Reihe wichtiger Vitamine wie A, E und F, die die Haut geschmeidig, elastisch und jugendlich erhalten. Achten Sie darauf, daß Sie nur reine Öle, die frei von synthetischen Zusätzen sind, verwenden.

APRIKOSENKERNÖL

Dieses Öl hilft bei der Gesunderhaltung und pflegt das Oberflächengewebe der Haut. Es ist leicht, dringt deshalb rasch ein und macht auch rauhe Haut sofort spürbar glatter. Es enthält Vitamine A, das für alle Hauttypen wichtig ist.

AVOCADOÖL

Eines der am besten eindringenden Öle überhaupt. Besonders geeignet für die trockene und reife Haut. Avocadoöl ist reich an Vitaminen und Mineralstoffen; Vitamine der B-Gruppe, A und E machen es zu einem sehr gehaltvollen, nährenden Öl.

Um die Aufnahme von Traubenkernöl oder Mandelöl zu fördern, kann man diesem bis zu zehn Prozent Avocadoöl beimischen. Avocadoöl bekommt besonders fettem Gewebe gut.

CALENDULAÖL

Calendulaöl wird aus der Ringelblume gewonnen. Es enthält das ätherische Öl dieser Pflanze, das entzündungshemmend und gewebsfestigend wirken soll, und wird mit einem Basisöl, normalerweise Süßem Mandelöl, aufgegossen.

HASELNUSSÖL

Ein gut eindringendes, nährendes und reiches Öl, das die Haut vor Austrocknung bewahrt.

JOJOBAÖL

Ein feines, gut einziehendes, geruchloses, flüssiges Wachs. Jojobaöl wird nicht ranzig und eignet sich für alle Hauttypen, besonders für reife Haut. Darüber hinaus hilft es gegen Austrocknung und Schuppenbildung; es wird auch ohne weitere Zusätze in die Kopfhaut einmassiert. Jojobaöl ist langhaftend und das am wenigsten fette aller Basisöle. Es kann deshalb gut als Basisöl für Parfüms verwendet werden.

KOKOSNUSSÖL

Leichtes, nicht fettendes Kokosnußöl ist seiner ausgezeichneten Verteilbarkeit wegen ein geeignetes Basisöl für fast alle aromatischen Essenzen. Allerdings ist es auch teurer als die meisten anderen Basisöle.

SÜSSES MANDELÖL

Das klassische Basisöl für Massage und Hautpflege. Es reizt die Haut nicht und ist deshalb für alle Hauttypen geeignet. Mandelöl pflegt die Haut und enthält einige Vitamine der B-Gruppe.

NACHTKERZENÖL

Nachtkerzenöl wird aus den Samen der Pflanze gewonnen und ist reich an ungesättigten Fettsäuren wie Linolsäure. Es hilft bei einer Reihe von Hautproblemen, zum Beispiel Ekzemen und Schuppenflechte. In geringen Mengen kann es Massagemischungen oder Cremes für allergieempfindliche Haut beigegeben werden.

SESAMÖL

Ein sehr leichtes Massageöl, das gut in die Haut eindringt.

TRAUBENKERNÖL

Ein außerordentlich feines Öl, das sich leicht verteilen läßt und deshalb für Massagemischungen empfohlen wird. Da es völlig geruchsneutral ist, beeinträchtigt es auch den Geruch der aromatischen Essenzen in keiner Weise und eignet sich vor allem für den Gebrauch mit Kopfnoten-Düften. Seine Leichtigkeit fördert das Eindringen der ätherischen Öle in die Haut, ohne fettende Rückstände zu hinterlassen. Traubenkernöl ist außerdem relativ preiswert.

WEIZENKEIMÖL

Weizenkeimöl hat einen hohen Vitamin E-Gehalt und damit viele heilende Eigenschaften. Seiner pflegenden und antioxidierenden Wirkung wegen findet man Weizenkeimöl häufig in Mischungen, meist mit einem Anteil von bis zu zehn Prozent. Besonders eignet es sich für die trockene und reifere Haut sowie bei erweiterten Äderchen. Weizenkeimöl fördert auch die Heilung von Narbengewebe und sollte nach Verletzungen und Operationen benutzt werden. Im Gesicht kann es bei Aknenarben helfen. Es ist dickflüssig und klebrig und wird deshalb gerne zusammen mit Mandel- oder Traubenkernöl verwendet (25 Prozent Weizenkeimöl auf 75 Prozent Mandel- oder Traubenkernöl). Anmerkung: Wer gegen Weizen allergisch ist, sollte auf den Gebrauch von Weizenkeimöl besser verzichten.

MISCHUNGEN

Obwohl ätherische Öle an sich eine relativ lange Lebensdauer haben (bei sachgerechter Lagerung mehrere Jahre), oxidieren sie wesentlich schneller, sobald sie mit einem Basisöl vermischt sind. Das sollten Sie bei der Zubereitung stets im Auge behalten und deshalb auch immer nur geringe Mengen herstellen, die sich innerhalb weniger Monate verbrauchen lassen. Cremes und Ölmischungen wegwerfen zu müssen, weil sie ranzig geworden sind, ist schade. Füllen Sie diese möglichst in Gefäße aus Braunglas und bewahren Sie sie immer an einem kühlen, dunklen Ort auf.

Mineralöle sollten nicht als Basisöle verwendet werden, weil sie nicht in die Haut eindringen und deshalb die Wirksamkeit der ätherischen Öle beeinträchtigen.

HERSTELLEN EINER MISCHUNG

Für den Hausgebrauch empfiehlt es sich, 1 ml (20 Tropfen) ätherisches Öl oder Essenzengemisch (nicht mehr als drei verschiedene Öle) auf 50 ml Basisöl zu geben (entspricht 4 Tropfen auf 10 ml). Bedenken Sie dabei, daß einige Öle nur in wesentlich geringerer Dosierung verwendet werden sollten (siehe Tabelle Seite 47). Die Flüssigkeit sollte immer wieder gut geschüttelt werden, damit sich die Bestandteile auch richtig vermischen.

Natürlich müssen Sie mit den Anwendungsmöglichkeiten der einzelnen ätherischen Öle vertraut sein (siehe die Kapitel zwei, fünf, sechs und sieben), um eine gültige Entscheidung darüber treffen zu können, welche Essenz oder Essenzenmischung Sie verwenden wollen. Wenn Sie beispielsweise etwas gegen Streß möchten, könnten Sie 5 ml oder 10 ml einer Mischung aus gleichen Teilen Lavendel und Kamille (und vielleicht ein paar Tropfen Rose) vorbereiten. Dann können Sie, wann immer Sie sich danach fühlen, zum Beispiel bis zu 6 Tropfen dieser Mischung in ein Vollbad geben. 4 Tropfen des gleichen Gemischs auf 10 ml eines Basisöls (gerne werden Mandel- oder Traubenkernöl gewählt) ergeben ein passendes Massageöl.

Um herauszufinden, welche ätherischen Öle Sie für eine Mischung verwenden sollen, können Sie zunächst einmal eine Liste aufstellen, in die Sie all die Essenzen aufnehmen, die die von Ihnen gewünschten Eigenschaften besitzen. Notieren Sie unbedingt daneben, ob es sich dabei um Kopf-, Herz-

oder Basisnoten handelt. Versuchen Sie dann, eine Mischung aus drei Essenzen herzustellen, die verschiedenen Noten angehören.

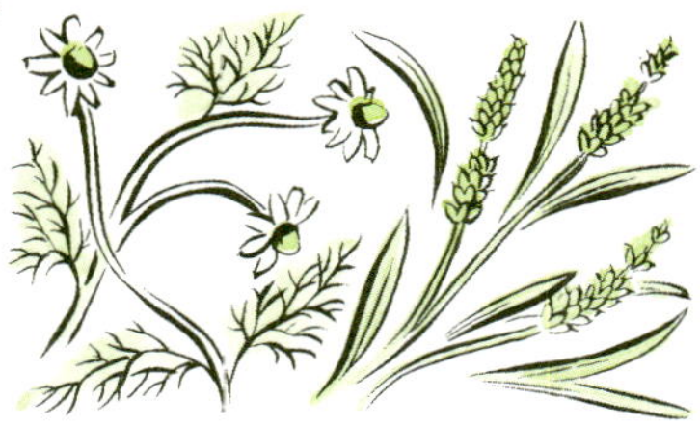
Lavendel
Kamille

Wenn mehr als drei ätherische Öle zur Auswahl stehen und Sie nicht wissen, welche Sie wählen sollen, sollten Sie die Tageszeit (stimulierend für den Morgen, beruhigend für den Abend) und die psychische Situation bedenken. Wichtig ist auch – gerade bei Massagen –, was man im Anschluß an die Behandlung noch vorhat.

Einige ätherische Öle wie zum Beispiel Myrrhe, Patchouli, Sandelholz und Zedernholz wirken als Fixative, das heißt, sie tragen dazu bei, die Verdunstungsgeschwindigkeit herabzusetzen, und verlängern so die Haftbarkeit des Duftes. Generell haben alle Basisnoten diese Eigenschaft – ein guter Grund, Ihrer Duftmischung als Fixativ ein paar Tropfen Rosenöl beizugeben.

Gerade am Anfang sollten Sie mit möglichst geringen Mengen arbeiten. Sie können die Dosierung jederzeit bis zu dem genannten Maximum erhöhen. Bitte glauben Sie nicht, viel hilft hier auch viel. Ganz im Gegenteil: Sehr häufig tritt bei zu hoher Dosis sogar genau die umgekehrte Wirkung ein!

Nun müssen aber nicht nur die Eigenschaften der Essenzen stimmen, sondern es ist auch wichtig, daß Ihnen der Duft zusagt. Wenn Ihnen der Geruch Ihrer Mischung aus irgendeinem Grund nicht gefällt, sollten Sie versuchen, einen Tropfen von einem der Zitrusöle beizufügen. Diese verleihen einem zu schweren Duft eine gewisse Leichtigkeit.

WEITERE THERAPEUTISCHE EIGENSCHAFTEN DER BASISÖLE

Basisöle dienen in der Aromatherapie hauptsächlich dazu, die ätherischen Öle als Massageöl oder Creme nutzbar zu machen. Wie bereits angesprochen, haben einige von ihnen darüber hinaus jedoch auch eigene therapeutische Kräfte.

Weizenkeimöl ist eine bekannte Vitamin E-Quelle, aber auch die meisten Nüsse enthalten diesen Vitalstoff. Außerdem enthalten Nüsse Kalium und Magnesium, während Sesamkerne reich an Kalzium sind.

Seit jeher verwenden die östlichen Kulturen Mandelöl zur Massage. Es soll der Haut Elastizität und Spannkraft verleihen, Faltenbildung verzögern und so die Jugendlichkeit bewahren helfen. Im sechzehnten Jahrhundert bereits erwähnte der englische Botaniker Gerard die glättenden und reinigenden Eigenschaften des Mandelöls.

Kapitel 4

ÄTHERISCHE ÖLE IN DER SCHÖNHEITSPFLEGE

Schönheitspflege ist weit mehr als nur die Verwendung von Kosmetika zur Verbesserung des Aussehens. Dazu gehört auch die Pflege des Körpers, denn nur ein gesunder Körper kann schön sein. Am geeignetsten zur Körperpflege sind natürlich Naturprodukte. Dabei können ätherische Öle eine wichtige Rolle spielen. In diesem Kapitel sind die passenden Öle für jeden Hauttyp aufgeführt plus einige Tips zur täglichen Pflege. Besprochen werden auch mögliche Heilmittel gegen gängige Hautkrankheiten wie Ekzeme und Seborrhöe. Die Tabellen in diesem Kapitel sollen verdeutlichen, mit welchen ätherischen Ölen und welchen Behandlungsmethoden Sie gegen bestimmte Probleme angehen können – seien es zu trockene Haut oder glanzloses Haar. Anleitungen zu den jeweiligen Behandlungsmethoden finden Sie in Kapitel drei. Umfangreiche Zusatzinformationen begleiten die Tabellen, so daß Sie alles nötige Detailwissen erhalten, um sich für die richtige Essenz entscheiden zu können. Bevor Sie Ihre endgültige Entscheidung treffen, sollten Sie jedoch unbedingt das ganze Kapitel durchgelesen haben.

DIE HAUT

Die Haut spiegelt den allgemeinen Gesundheitszustand wider, und umgekehrt lassen sich Vitalität und Gesundheit durch sorgfältige Hautpflege durchaus fördern. Man hört zuweilen, daß bestimmte ätherische Öle natürliche Verjüngungswirkstoffe enthalten sollen, die die Bildung neuer, gesunder Zellen fördern und zugleich alte, abgestorbene abstoßen helfen.

Einige Teile unseres Körpers bleiben stets unbedeckt und sind somit allen möglichen äußerlichen Einflüssen direkt ausgesetzt. Diese sind in den seltensten Fällen günstig für den Hautzustand, gerade in Großstädten häufig sogar schädlich. Da unsere Haut bis zu einem gewissen Grad porös, das heißt durchlässig ist, können alle möglichen Stoffe in sie eindringen. So atmen wir giftige Abgase nicht nur ein, sondern sie können auch durch die Haut in den Körper geraten. In ausgesprochen trockener Umgebung (zentralgeheizten Räumen zum Beispiel) kann die Haut zeitweise auch ihren natürlichen Feuchtigkeitsschutzfilm verlieren. Auch klimatische Bedingungen wirken sich auf den Hautzustand aus.

Talg ist ein natürliches, von den Talgdrüsen produziertes Öl, das einen dünnen Fettfilm über der Haut verteilt, der den Austrocknungsprozeß verlangsamt und Bakterien abwehrt. Menschen aus trocken-heißen Klimazonen haben normalerweise eine dementsprechend höhere Talgproduktion. Zusätzlichen Schutz braucht die Haut dann, wenn Bewohner gemäßigter Zonen in tropische oder subtropische Regionen kommen.

Die Anwendung natürlicher ätherischer Öle in der Hautpflege kann Hautbeschaffenheit und Aussehen

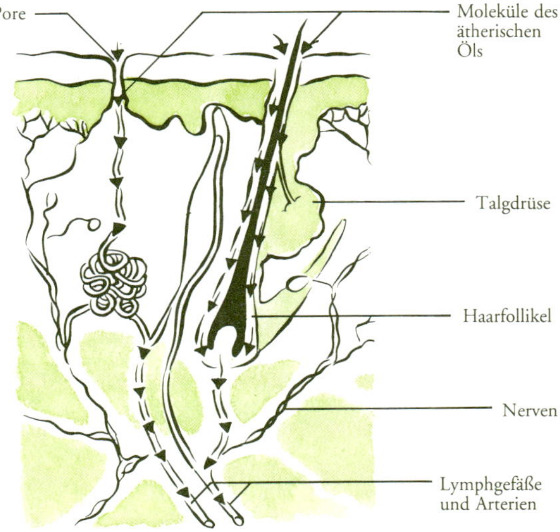

Eindringen der ätherischen Öle in die Blutbahn

des Teints sichtlich verbessern helfen. Antike Kulturen verwendeten sie wegen ihrer konservierenden Eigenschaften zum Einbalsamieren. Um den größtmöglichen Nutzen aus ätherischen Ölen ziehen zu können, müssen diese unbedingt absolut rein sein und dürfen keinesfalls synthetisch hergestellte Bestandteile enthalten (wir sollten allem, was wir auf unsere Haut auftragen, genausoviel Aufmerksamkeit schenken wie dem, was wir als Nahrungsmittel zu uns nehmen). Da die echten Essenzen hochkonzentriert sind, *sollten sie niemals direkt auf die Haut aufgetragen werden* (Lavendel ist die einzige Ausnahme; siehe Kapitel sieben), sondern müssen stets mit einem guten Basisöl (siehe Kapitel drei) verdünnt werden! Mit dem ziehen sie dann in die Haut ein, und ihre wohltuenden Wirkstoffe verteilen sich mit dem

Blutkreislauf und dem Lymphsystem im ganzen Körper.

Einige Öle wirken ausgleichend auf die Talgproduktion und eignen sich deshalb sowohl für trockene als auch für fette Haut. Solche Essenzen sind beispielsweise Geranium und Ylang-Ylang. Ekzeme können bei jedem Hauttyp auftreten. Diese Krankheit kann verschiedene Ursachen haben, deshalb sollten Sie unbedingt professionellen Rat einholen, um den jeweiligen Grund herauszufinden. Im Prinzip sind Ekzeme eine oberflächige Entzündung der Haut (besonders betroffen ist die Epidermis), die Juckreiz verursacht und mit Rötung sowie häufig der Bildung von Bläschen verbunden ist, die dann aufgehen und verkrusten. Manchmal schwillt die Haut auch an, schält oder verfärbt sich. Die in diesem Buch zur Anwendung gegen Ekzeme empfohlenen ätherischen Öle sind getrennt nach trockener Haut und fetter Haut aufgeführt.

Es ist wichtig, daß Sie die verschiedenen Anwendungsmöglichkeiten der Essenzen in Kapitel drei durchgelesen haben, bevor Sie versuchen, die Öle zu benutzen. Ganz besonders gilt dies für diejenigen ätherischen Öle, die in den Tabellen mit einem Dreieck markiert sind, da die Dosierung hier von außerordentlicher Wichtigkeit ist. Deshalb müssen Sie unbedingt die entsprechenden Warnungen in Kapitel zwei sowie die Tabelle auf Seite 47 beachten. So ist zum Beispiel Melisse empfehlenswert gegen Ekzeme und andere Hautprobleme, darf jedoch nur in sehr geringen Mengen verwendet werden, weil sie sonst das genaue Gegenteil bewirkt und die Haut noch zusätzlich reizt.

Einige ätherische Öle geben gute Deodorants ab. Dazu gehören Bergamotte FCF (vgl. Seite 28), Lavendel, Neroli, Wacholderbeere und Zypresse. Man kann die Essenzen entweder ins Badewasser tröpfeln oder für Waschungen verwenden.

BEHANDLUNG VON HAUTPROBLEMEN

TROCKENE HAUT

Trockene Haut neigt, wie der Name schon sagt, zur Austrockung; sie ist zart und feinporig und kann leicht spannen. Häufig schält sie sich auch. Typisch für diesen Hauttyp ist frühzeitige Faltenbildung. Moisturizer, die der Haut Feuchtigkeit und damit Elastizität geben, sind deshalb unumgänglich.

Bei kaltem Wetter treten gelegentlich Frostbeulen auf. Dies hängt mit mangelnder Durchblutung zusammen: Die Haut wird rot, juckt und schwillt an. Die Hautdurchblutung muß angeregt werden, und es gibt einige ätherische Öle, die das unterstützen können. Am besten wirken Massagen, aber auch Bäder können helfen.

Ekzeme sind häufig streßbedingt, deshalb empfiehlt sich der Gebrauch von beruhigenden Essenzen. Hier können Massagen und Cremes und besonders Badebehandlungen helfen, denn die fetthaltigen Basisöle könnten den Hautzustand verschlechtern.

Am besten vermeiden Sie starke Reinigungsmittel und extreme Temperaturen. Eine wöchentlich angewandte nährende Pflegemaske kann sehr wohltuend wirken. In Kapitel drei ist beschrieben, wie Sie eine Gesichtsmaske herstellen.

FETTE HAUT

Die Haut dieses Typs glänzt häufig. Dafür können Hormone verantwortlich sein, die die Talgdrüsen so stimulieren, daß sie zu viel Talg produzieren. Dies wiederum zeigt sich häufig in Form von Akne – vor allem in der Pubertät, wenn im Körper viele hormonelle Veränderungen gleichzeitig stattfinden. Andere Probleme sind erweiterte Poren, Mitesser und Pickel. Häufig verschlimmert sich der Hautzustand dadurch, daß Giftstoffe nur ungenügend ausgeschieden werden. Der Gebrauch von starken synthetischen Gesichtsreinigern kann noch mehr Schaden anrichten, da diese zu viele der natürlichen Hautfette herausziehen, was wiederum die Talgdrüsen zur Überproduktion anregt. Krankhaft gesteigerte Absonderung der Talgdrüsen ist als Seborrhöe bekannt; man erkennt sie an deutlich vergrößerten Talgdrüsen vor allem rechts und links der Nase.

Die Ursachen der Schuppenflechte sind noch nicht völlig geklärt. Schuppenflechte ist eine chronische Hautkrankheit, die sich in Form von juckenden, sich schuppenden Flecken äußert, die an verschiedenen Stellen des Körpers auftreten können. Meistens werden dagegen ätherische Öle empfohlen, die eine beruhigende Wirkung haben, denn reduzierter Streß scheint sich, wenn auch zeitlich befristet, positiv auf die Schuppenflechte auszuwirken.

Wenn Sie unter zu fetter Haut leiden, sollten Sie zu starke Hautreinigungsmittel und fette Moisturizer meiden. Stattdessen können eine Gesichtsbehandlung mit Kleie-Waschung oder Dampf (einmal wöchentlich) und tiefreinigende Gesichtsmasken (ein- bis zweimal wöchentlich) helfen. Herstellung und Anwendung dieser Naturkosmetika sind in Kapitel drei beschrieben.

MISCHHAUT

Viele Menschen im Alter zwischen zwanzig und vierzig haben an Kinn, Nase und Stirn fette Haut, in der Augengegend, an Wangen und am Hals jedoch eher trockene Haut. Nun können Sie natürlich zwei verschiedene Cremes benutzten, die je nach Hautzustand aufgetragen werden, doch gibt es eine Reihe von ätherischen Ölen, die sich ausgleichend auf die Talgproduktion auswirken und deshalb gerade auch von diesem Hauttyp im ganzen Gesicht angewendet werden können. Zu diesen Essenzen gehören Geranium, Lavendel, Sandelholz und Ylang-Ylang.

Geranium

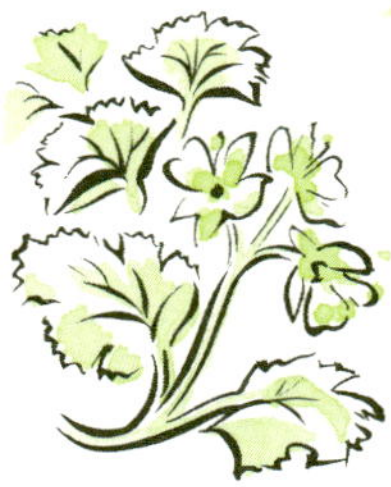

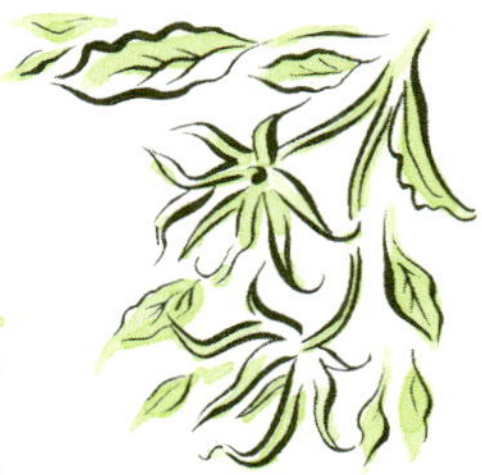

Ylang-Ylang

Eine Gesichtsbehandlung (Kleie-Waschung) der T-Zone und ein- bis zweimal wöchentlich eine für die jeweilige Gesichtsregion geeignete pflegende Maske können wohltuend wirken. Lesen Sie die Informationen für trockene und für fette Haut und wählen Sie je nach der Gesichtspartie die entsprechende Behandlungsform aus.

EMPFINDLICHE HAUT

Dieser Hauttyp neigt zu Rötungen und Reizungen und reagiert besonders empfindlich auf umweltbelastende Chemikalien sowie auf gemischte und künstliche Hautpflegeprodukte. Ausgesprochen häufig treten hier rote Äderchen auf, die vielfach mit Durchblutungsstörungen einhergehen. Wenn Sie empfindliche Haut haben, sollten Sie Kosmetika, die Alkohol, synthetische Chemikalien und Lanolin enthalten, nach Möglichkeit meiden.

REIFE HAUT

Im Normalfall ist die Haut in der Jugend fetter und wird durch nachlassende Talgproduktion mit dem Alter zunehmend trockener. Dies ist auch eine der Ursachen der Falten- und Fältchenbildung. Weitere Gründe dafür sind die nachlassende Fähigkeit der Haut, Feuchtigkeit zu speichern, sowie ihr Elastizitätsverlust.

GRUNDREGELN DER GESICHTSPFLEGE

Zur Gesichtspflege sollte man keine Seife verwenden. Die meisten Seifen greifen den Schutzfilm der Haut an, da sie synthetisch hergestellte künstliche Duftstoffe und Reinigungsmittel enthalten. Außerdem sind die meisten Seifen zu alkalisch.

Zum Entfernen von Make-up eignet sich am besten ein Reinigungsmittel auf Wachs- und Ölbasis, und zwar schon deshalb, weil die meisten Make-up-Produkte selbst wachs- oder ölhaltig sind. Restliche Schmutz- oder Rußpartikel lassen sich anschließend mit einem Gesichtswasser entfernen. Ein Moisturizer schützt die Haut gegen extreme Temperaturschwankungen und Feuchtigkeitsverlust und sollte deshalb tagsüber verwendet werden. Alle genannten Produkte können leicht selbst zu Hause hergestellt werden. Natürlich können Sie je nach Hauttyp ätherische Öle beifügen und somit zusätzliche Pflege erreichen. Anleitungen für die Herstellung von Cremes und Gesichtswässern finden Sie unter der jeweiligen Überschrift in Kapitel drei. Dabei haben Sie die Wahl zwischen den ätherischen Ölen (entweder einzeln oder in Mischung), die in den Tabellen auf Seite 73–74 aufgelistet sind, oder einer Mischung der in Kapitel drei genannten Essenzen. Das Grundrezept ist für Moisturizer und Gesichtsreiniger dasselbe, Sie können jedoch verschiedene aromatische Essenzen beifügen. Wenn Sie nun noch ein- bis zweimal wöchentlich eine Gesichtsmassage und eine Maske (ebenfalls in Kapitel drei beschrieben) machen, haben Sie alles für einen natürlich strahlenden Teint getan.

ANDERE HAUTPROBLEME

Hautreizungen können die verschiedensten Ursachen haben: Streß, Einnahme von Antibiotika oder Steroiden, Lebensmittelallergien, Nahrungsmittelzusätze, extreme Temperaturschwankungen, Chemikalien, Reinigungsmittel oder andere synthetisch hergestellten Produkte.

Dabei ist es ganz genauso wichtig herauszufinden, wo die Beschwerden herrühren, wie die Symptome zu bekämpfen – schließlich sind Hautprobleme nichts anderes als Warnzeichen.

Anwendungsmöglichkeiten aromatischer Essenzen

Hautproblem	Empfohlene ätherische Öle	Badezusätze	Kalte Kompressen	Heiße Kompressen	Hautcremes	Duftlampe	Inhalationen	Waschungen	Massageöle	Dampf-Inhalationen	Fußbäder	Gesichtsbehandlung	Gurgelwässer	Parfüms/ Duftwässer
TROCKENE HAUT														
Dermatitis	Bergamotte	●	●											
	Geranium	●	●		●				●					
	Kamille	●	●		●				●					
	Lavendel	●	●		●				●					
	Neroli	●	●		●				●					
	Rose	●	●		●				●					
Ekzeme	Bergamotte	●	●											
	Geranium	●	●		●				●					
	Kamille	●	●		●				●					
	Lavendel	●	●		●				●					
	Sandelholz	●	●		●				●					
Frostbeulen	Majoran	●							●					
	Pfeffer schwarz ▲								●					
	Wacholderbeere ▲	●							●					
	Zypresse	●							●					
Rissige Haut	Benzoe	●			●				●					
	Myrrhe	●			●			●	●					
	Sandelholz	●		●	●			●	●					
Tonikum	Geranium				●				●					
	Jasmin				●				●					
	Rose				●				●					
	Ylang-Ylang				●				●					
FETTE HAUT														
Akne	Bergamotte	●												
	Patchouli				●				●					
	Sandelholz	●			●			●	●					
	Wacholderbeere ▲	●			●				●					
	Zedernholz	●			●			●	●					
	Zitrone ▲				●			●	●					
Ekzeme	Bergamotte	●	●											
	Geranium	●	●		●				●					
	Kamille	●	●		●				●					
	Lavendel	●	●		●				●					
	Sandelholz	●	●		●				●					

Anmerkung: ● Zur Behandlung empfohlene ätherische Öle
▲ Nur in geringer Dosierung anwenden (vgl. S. 47)

Anwendungsmöglichkeiten aromatischer Essenzen

Hautproblem	Empfohlene ätherische Öle	Badezusätze	Kalte Kompressen	Heiße Kompressen	Hautcremes	Duftlampe	Inhalationen	Waschungen	Massageöle	Dampf-Inhalationen	Fußbäder	Gesichtsbehandlung	Gurgelwässer	Parfüms/ Duftwässer
Furunkel	Bergamotte	●		●				●						
	Kamille	●		●				●	●					
	Lavendel	●		●				●	●					
	Wacholderbeere	●		●				●	●					
Mitesser	Pfefferminze				●			●						
	Zitrone				●			●						
Schuppenflechte	Lavendel				●				●					
	Sandelholz				●				●					
Seborrhöe	Geranium	●			●				●			●		
	Lavendel	●			●				●			●		
	Sandelholz	●			●				●			●		
	Ylang-Ylang	●			●				●			●		
	Zypresse	●			●				●			●		
EMPFINDLICHE HAUT														
	Kamille	●			●				●					
	Neroli	●			●				●					
	Rose	●			●				●					
REIFE HAUT														
Dehydration	Geranium				●				●			●		
	Kamille				●				●			●		
	Lavendel				●				●			●		
	Neroli				●				●			●		
	Sandelholz			●	●				●			●		
	Zypresse				●				●			●		
Falten u. Fältchen	Neroli				●				●			●		
	Weihrauch				●				●			●		
Schlaffe Haut	Patchouli				●							●		
Zelldegeneration	Myrrhe				●				●			●		
	Neroli				●				●			●		
	Rose				●				●			●		
	Weihrauch				●				●			●		
VERLETZUNGEN, INFEKTIONEN u. ä.														
Blasen	Kamille	●	●					●						
	Lavendel	●	●					●						
	Myrrhe	●	●					●						

Anmerkung: ● Zur Behandlung empfohlene ätherische Öle
▲ Nur in geringer Dosierung anwenden (vgl. S. 47)

Anwendungsmöglichkeiten aromatischer Essenzen

Hautproblem	Empfohlene ätherische Öle	Badezusätze	Kalte Kompressen	Heiße Kompressen	Hautcremes	Duftlampe	Inhalationen	Waschungen	Massageöle	Dampf-Inhalationen	Fußbäder	Gesichtsbehandlung	Gurgelwässer	Parfüms/ Duftwässer
Entzündungen	Kamille		●					●						
	Muskatellersalbei ▲		●					●						
	Rose		●					●						
	Weihrauch		●					●						
Fußpilz	Lavendel	●			●			●						
	Myrrhe	●			●			●						
	Patchouli	●			●			●						
	Tea-Tree	●			●			●						
Krampfadern (siehe Seite 79)	Kamille				●									
	Neroli				●									
	Rose				●									
Schnittwunden	Eukalyptus		●		●			●						
	Kamille		●		●			●						
	Lavendel		●		●			●						
	Myrrhe		●		●			●						
Schwangerschafts-streifen	Lavendel								●					
	Neroli								●					
Verbrennungen	Eukalyptus		●					●						
	Kamille		●					●						
	Lavendel		●					●						

Anmerkung: ● Zur Behandlung empfohlene ätherische Öle
▲ Nur in geringer Dosierung anwenden (vgl. S. 47)

DAS HAAR

Das Haar gehört zu den ersten Dingen, die bei einem Menschen auffallen; schließlich »krönt« es buchstäblich das Haupt. Obwohl Haare biologisch gesehen tote Substanz sind, kommt es auf die richtige Pflege an, um sie gesund aussehen zu lassen. Die Haarfollikel, grubenförmige Einsenkungen der Haut, die die Haarwurzeln umgeben, sind allerdings sehr lebendig. Das Haar wächst aus diesen Follikeln in der Kopfhaut, die gut durchblutet sein muß und ausreichend Sauerstoff braucht. Um die Durchblutung und den Haarwuchs anzuregen, empfiehlt es sich, das Haar täglich gut durchzubürsten. Am besten geeignet ist dafür eine Bürse mit Naturborsten, mir der Sie wirklich kräftig bürsten sollten.

Jedes Haar besteht aus drei Schichten: die äußerste Schicht oder Haarkutikula besteht aus Keratin, einem Protein, das das Haar gegen Bakterien schützt und die Feuchtigkeit bewahrt. In den Zellen der darunterliegenden Haarrinde sind die Pigmentkörper abgelagert, die die Haarfarbe bestimmen. Das Haarmark, der innerste Kern, legt Fülle und Dicke des Haars fest.

Wenn das Haar zu trocken ist, kann dies an Feuchtigkeitsverlust, an zu starker Sonneneinstrahlung, zu heißem Fönen, Zentralheizungsluft oder Chemikalien liegen, die zum Beispiel in Form einer Dauerwelle oder von zu starkem Shampoo das Haar angegriffen haben.

Bei rauhem, glanzlosen Haar kann eine Behandlung mit Jojobaöl helfen. Versuchen Sie, es einmal wöchentlich vor dem Einschamponieren anzuwenden. Einfach eine kleine Menge in die Hand gießen, beide Hände aneinanderreiben, damit es gleichmäßig verteilt wird, und dann von der Kopfhaut aus mit beiden Händen durch das Haar fahren. Zehn bis fünfzehn Minuten einwirken lassen. Waschen Sie Ihr Haar mit einem alkalifreien Shampoo oder verwenden Sie nach dem Waschen die bei Seborrhöe empfohlene Haarspülung (siehe unten).

Fettes Haar ist durch Talgüberproduktion bedingt. Häufiges Haarewaschen ist hier unumgänglich, weil Schmutz, Staub und unangenehme Gerüche (Rauch etc.) sich in dem Fett festsetzen. Nach dem Schamponieren kann ein Tropfen Zitronenöl im letzten Waschwasser guttun; und es spült zugleich die letzten Seifenreste aus.

Jojobaöl pflegt fettes Haar ebenso wie trockenes (siehe oben).

Schuppen sind ein häufiges Haarproblem. Dabei handelt es sich um abgestorbene Hautstückchen, die die Kopfhaut bedecken. Schuld daran ist ein vermehrtes Abstoßen der obersten Hautschicht. Zur Schuppenbildung kommt es sowohl bei trockenem als auch bei fettem Haar. Eine Reihe ätherischer Öle können dagegen helfen. Dazu gehören Muskatellersalbei, Patchouli und Rosmarin. Rosmarin regt auch das Haarwachstum an.

Eine Spülung kann gegen Schuppen ausgesprochen wirksam sein. Geben Sie 2 Teelöffel Apfelessig (möglichst aus biologischem Anbau) und 2 Tropfen Rosmarinöl auf 1 Liter lauwarmes Wasser. Rühren Sie das Wasser gut durch und benützen Sie es als letzte Haarspülung nach dem Waschen. Muskatellersalbei hilft vor allem bei fettem Haar und Schuppen, verwenden Sie ihn bei Bedarf im obigen Rezept anstelle des Rosmarins.

Kapitel 5

ÄTHERISCHE ÖLE UND PHYSISCHE GESUNDHEIT

In der Aromatherapie gibt es ein breites Spektrum an Ölen, mit denen man viele der unten genannten Beschwerden behandeln kann. Verwandte und ähnliche Funktionsstörungen wurden je nach Art der erwünschten Linderung zusammengefaßt, so daß zum Beispiel alle schmerzstillenden Mittel gemeinsam behandelt werden. Tatsächlich hätte man in fast allen Fällen noch weitere Öle in die Liste mitaufnehmen können; wir haben jedoch versucht, uns auf die zu beschränken, die man zu Hause gefahrlos anwenden kann.

Bestimmte Öle sollten ausschließlich unter Anleitung eines Aromatherapeuten benutzt werden. Bitte betrachten Sie die genannten Öle nicht als Heilmittel, sondern lediglich als Hilfe. Und natürlich sollten Sie bei anhaltenden und größeren Beschwerden unbedingt einen Arzt konsultieren.

HÄUFIGE BESCHWERDEN

Sie werden sehen, daß in diesem Kapitel diverse Beschwerden in mehr als nur einer Kategorie auftauchen. So sind beispielsweise ätherische Öle, die bei Erkrankungen der Atemwege helfen, unter verschiedenen Überschriften (antiseptische, krampflösende und schleimlösende) zu finden. Es ist eher die Ausnahme, daß ein bestimmter Bestandteil eines ätherischen Öls gegen ein Leiden hilft. Der Körper ist als ein komplexes Ganzes zu verstehen, das aus einer Unzahl von Einzelfunktionen besteht, die untrennbar zusammenhängen. Deshalb kommt es nicht nur darauf an, die jeweiligen Symptome zu beseitigen, die die Funktionsstörung im Prinzip lediglich verdeutlichen, sondern wir müssen auch und vor allem die Ursache des Leidens finden und sie behandeln. Dabei liegen die Wurzeln einer Krankheit manchmal in einem gänzlich anderen Körperteil als erwartet. Wenn man den Körper als Ganzes betrachtet, dessen Teile permanent korrelieren, überrascht dies nicht. Ebenso besteht auch eine Pflanze aus vielen Einzelteilen, die gemeinsam ein Ganzes bilden. Daraus wiederum folgt, daß die ganze Pflanze viele verschiedene Aspekte eines Problems gleichzeitig behandeln kann. Lavendelöl zum Beispiel hilft bei Kopfschmerzen und Kreuzschmerzen, wirkt aber auch beruhigend und baut somit Streßsituationen und nervöse Spannungen ab, die ihrerseits häufig gerade die oben genannten Schmerzzustände auslösen. Die Natur hat die Pflanzen so geschaffen, daß sie in unserem Körper vielfache Wirkung erreichen: Indem wir sie als Ganzes, das heißt als Kräuter oder ätherische Öle verwenden, können wir dazu beitragen, unser seelisches Gleichgewicht zu bewahren und unser Leben harmonisch zu gestalten. Bevor Sie damit beginnen, die ätherischen Öle zu benutzen, ist es wichtig, über die verschiedenen Anwendungsformen Bescheid zu wissen, wie sie in Kapitel drei beschrieben sind. Ganz besonders gilt dies für den Gebrauch derjenigen Essenzen, die mit einem Dreieck markiert sind, da die Dosierung hier eine ganze besonders wichtige Rolle spielt. Unbedingt beachten müssen Sie auch die in Kapitel zwei genannten Warnungen sowie die Tabelle auf Seite 47.

Wenn eine Anwendung in Form von Massagen empfohlen wird, hilft eine lokale Massage des entsprechenden Körperteils besonders gut. Natürlich dürfen ätherische Öle nie unverdünnt auf die Haut aufgetragen werden, sondern sollten mit dem entsprechenden Basisöl verdünnt sein (siehe Kapitel drei).

Wird gegen ein bestimmtes Leiden (dieselbe Anwendungsform vorausgesetzt) mehr als ein ätherisches Öl genannt, können Sie bis zu drei Essenzen mischen. Oft ist dies sogar besser, als nur ein ätherisches Öl einzusetzen. Dabei darf jedoch die genannte Höchstdosis keinesfalls überschritten werden. Dies geschieht am einfachsten dadurch, daß Sie zuerst eine größere Menge der Essenzen in einer separaten Flasche mischen. Anschließend können Sie die gewünschte Menge – das genannte Maximum nicht überschreitend – weiterverwenden.

Alle Definitionen der verschiedenen in diesem Kapitel und im Glossar genannten Beschwerden und Krankheiten dienen nur zur Erläuterung und sind keineswegs zur Selbstdiagnose geeignet. Eine verläßliche Diagnose kann ausschließlich ein erfahrener und qualifizierter Therapeut stellen.

ADSTRINGIERENDE ÖLE (ADSTRINGENZIEN)

Einige ätherische Öle können Blutungen stillen bzw. generellen Flüssigkeitsverlust eindämmen, indem sie die Zellen zusammenziehen. Obwohl Massagen in der Tabelle (Seite 88) nicht empfohlen werden, kann man sie bei Krampfadern anwenden, sofern die Massage oberhalb und keinesfalls direkt (!) auf oder unterhalb der Krampfadern erfolgt. Es ist möglich, die Umgebung der Krampfadern zu massieren. Dies sollte jedoch nur mit größter Vorsicht geschehen. Dazu verwendet man entweder mit Basisöl verdünnte ätherische Öle oder Cremes.

Durchfall kann eine Folge von Angstzuständen oder streßbedingt sein; in diesem Fall würde sich eine beruhigende Essenz in Form eines Bades oder einer Massage empfehlen, um die Spannung abzubauen, bevor der Durchfall tatsächlich eintritt. Wer längere Zeit unter Durchfall leidet (mehr als zwei Tage), sollte unbedingt einen Arzt konsultieren, da dies bedingt durch zu starken Flüssigkeitsverlust gesundheitliche Risiken birgt.

ÖLE GEGEN ALLERGIEN (ANTIHISTAMINIKA)

Ätherische Öle können eine Reihe allergiebedingter Symptome lindern. Allergien sind Funktionsstörungen: der Körper ist gegenüber bestimmten Antigenen (Toxinen) überempfindlich und reagiert auf jeden näheren Kontakt mit diesen mit bestimmten Symptomen. Verschiedene Allergien können verschiedene Körperregionen betreffen und entweder lokal begrenzt oder allgemein auftreten. Asthma und Heuschnupfen gehören ebenso dazu wie Dermatitis. Als Antigene, das heißt Allergieauslöser, können die verschiedensten Dinge wirksam werden: Staub, Blütenpollen, Tierhaare, aber auch bestimmte Lebensmittel wie etwa Schokolade, Weizen oder Milchprodukte. Die Allergie kann sich auch auf verschiedene Arten äußern, als Katarrh, in Form plötzlich auftretender und immer wiederkehrender Erkältungen, tränender Augen, Hautreizungen, Müdigkeit und Stimmungswechsel.

Ätherische Öle mit beruhigenden und ausgleichenden Eigenschaften haben sich bei Allergien sehr bewährt, da auch Streß hierbei häufig eine große Rolle spielt.

Anmerkung: Auch Asthma wird mitunter den Allergien zugerechnet. Empfohlene Essenzen und Behandlungsmethoden finden Sie in der Tabelle für krampflösende Öle auf Seite 86.

ANTISEPTISCHE ÖLE (ANTISEPTIKA)

Antiseptische ätherische Öle können infektionserregende Bakterien vernichten oder zumindest deren Vermehrung eindämmen. Man kann sie zum Säubern von Wunden verwenden, um einer Infektion vorzubeugen, aber auch bereits infizierte Wunden damit reinigen.

APPETITREGULIERENDE ÖLE (APERITIFS)

Aperitifs können den Appetit entweder anregen oder mindern. Außer regelrechtem Hunger gibt es eine ganze Reihe von Faktoren, die appetitanregend wirken; dazu gehören Düfte, Imaginationskraft, Beklemmungszustände und Depressionen. Umgekehrt können einige derselben Faktoren (Beklemmungszustände und Depressionen etwa) genau die gegenteilige Wirkung hervorrufen, also den Appetit hemmen! Die Reaktion ist von Mensch zu Mensch verschieden. Appetitstörungen sind auf die unterschiedlichsten Ursachen zurückzuführen, und ein Besuch beim Therapeuten kann Aufklärung bringen. Andererseits gibt es einige Essenzen, die mäßigen Appetit fördern, während andere sich dazu eignen, übertriebene Eßlust einzudämmen. In einigen Fällen kann sogar ein und dasselbe Öl für beide Fälle verwendet werden.

ÖLE GEGEN BLÄHUNGEN (KARMINATIVA)

Karminativa entkrampfen die Bauchregion, regeln die Verdauung und mindern die Produktion von Gasen. Wenn Sie den Bauch mit einer Mischung aus ätherischem Öl und Basisöl einreiben, sollten Sie immer im Uhrzeigersinn massieren. In dieser Richtung werden nämlich verzehrte Lebensmittel verdaut.

BLUTDRUCKERHÖHENDE ÖLE

Einige ätherische Öle können den Blutdruck anheben, wenn er unter die Normalwerte gesunken ist. Rosmarin wirkt eher normalisierend als anregend, während Thymian den Blutdruck deutlich erhöhen kann und nur unter Anleitung eines qualifizierten Arztes, Heilpraktikers oder Aromatherapeuten angewendet werden darf. Weitere den Blutdruck anregende Öle sind in der Tabelle auf Seite 90 genannt.

BLUTDRUCKSENKENDE ÖLE

Von Zeit zu Zeit steigt bei jedem von uns der Blutdruck an – sei es, daß wir uns über etwas aufregen oder frustriert sind. Dann brauchen wir etwas zur Beruhigung. Ein entspannendes Bad mit einem oder einer Mischung aus mehreren aromatischen Essenzen kann dann genau das Richtige sein. Dies gilt auch nach einem anstrengenden Arbeitstag oder nach längerem Stehen im Verkehrsstau. Ebenfalls entspannend und beruhigend wirken Massagen, und regelmäßige Massagebehandlungen durch einen professionellen Aromatherapeuten können langfristig geradezu Wunder wirken.

Fortwährender hoher Blutdruck allerdings belastet die Gefäße und das Herz und gehört unbedingt in ärztliche Behandlung!

ENTGIFTENDE ÖLE

Zusätzlich zu gewissen ätherischen Ölen, die den Kreislauf anregen und so dem Körper bei der Ausscheidung von Giftstoffen helfen, sind tägliche Trockenbürstenmassagen empfehlenswert. Dazu nehmen Sie einfach einen Luffaschwamm oder eine Körperbürste und arbeiten immer zum Herzen hin, wobei Sie sich auf die Körperregionen konzentrieren, die eine Behandlung besonders nötig haben (zum Beispiel Fettablagerungen). Auf diese Art wird das Lymphsystem stimuliert, das wiederum die Ausscheidung von Giften fördert.

Viele Frauen leiden unter Cellulitis, die im Prinzip nichts anderes ist als eine Ablagerung von Toxinen im subcutanen Fettgewebe, die die betroffenen Regionen wie »Orangenhaut« aussehen läßt. Diese sogenannte Cellulitis ist nicht zu verwechseln mit dem medizinischen Fachbegriff Cellulitis, einer Entzündung des Zellgewebes, die bakteriell bedingt ist und unbedingt in ärztliche Behandlung gehört.

Gegen Orangenhaut sollen eine Reihe von Essenzen helfen, die man entweder einzeln oder in

Mischung als Badezusatz oder zum Massieren verwenden kann. Dazu gehören Fenchel, Grapefruit, Wacholderbeere und Zypresse.

ENTWÄSSERNDE ÖLE (DIURETIKA)

Die unerwünschte Speicherung von Flüssigkeiten tritt vor allem bei Frauen häufig auf; dagegen helfen Diuretika (entwässernde oder harntreibende Mittel), die die Ausscheidung von Salzen und überschüssigen Flüssigkeiten fördern. Zu geschwollenen Knöchel kommt es nach langem Stehen, vor allem bei Hitze. Dagegen helfen am besten kalte Kompressen mit Geraniumnöl.

ENTZÜNDUNGSHEMMENDE ÖLE

Eine Behandlung mit ätherischen Ölen kann bei Entzündungen durchaus Linderung verschaffen. Entzündungen sind die natürliche Abwehrreaktion des Körpers auf Infektionen, Verletzungen oder physische Traumata. Sie können sich in Form von Schmerzen, Hitze, Rötungen, Schwellung und Funktionsstörungen im betroffenen Bereich äußern. Die Blutgefäße in der näheren Umgebung des Entzündungsherdes werden sich erweitern, damit mehr Blut an die betroffene Stelle gelangt und die weißen Blutkörperchen Bakterien und andere Fremdkörper bekämpfen können. Bei Entzündungen infolge von äußeren Verletzungen haben sich kalte Kompressen bewährt, während heiße Kompressen eher für Infektionen und andere Entzündungen geeignet sind. Bei verletzungsbedingten Entzündungen sollte auf Massagebehandlungen verzichtet werden.

Eine Reihe ätherischer Öle wirken sich günstig auf Entzündungsursachen aus. Im allgemeinen gilt Kamille als das beste entzündungshemmende Öl, weil das darin enthaltene Azulen die Beschwerden lindert.

FIEBERSENKENDE ÖLE (ANTIFEBRILIA)

Erhöhte Temperatur ist eine der Abwehrmechanismen, die der Körper einsetzt, um Krankheitserreger und Giftstoffe auszuscheiden. Einige Öle wirken schweißtreibend, was diesen Prozeß unterstützt und zugleich das Fieber senken hilft. Die bekanntesten sind Basilikum, Ingwer, Lavendel, Rosmarin, Tea-Tree und Wacholderbeere.

Um den Körper vor zu hohen, lebensgefährlichen Temperaturen zu bewahren, kann man eine Reihe kühlender Öle benutzen (1 Tropfen in eine Schüssel mit kaltem Wasser für kalte Wadenwickel). Zu diesem Zweck eignen sich besonders Eukalyptus, Lavendel und Pfefferminze.

KRAMPFLÖSENDE ÖLE (ANTISPASMODIKA)

Krämpfe oder Spasmen sind die Folge von Muskelkontraktionen, die ihrerseits viele verschiedene Ursachen haben können. Krampflösende Öle helfen, diese Kontraktionen zu mildern oder ganz zu verhindern. Ein verdorbener Magen und Übelkeit können Spasmen verursachen. Vielfach wird ein sogenannter verdorbener Magen mit verzehrten Lebensmitteln in Verbindung gebracht, was aber nicht immer der Fall sein muß. Reisekrankheit etwa, die durch Störungen des Innenohrs hervorgerufen wird, ist ein anderer Grund. Ähnlich können üble Gerüche (verdorbene oder fette Speisen, Zigarren- oder Zigarettenrauch beispielsweise) zum Erbrechen führen.

Ein angenehmer Duft dagegen vermag gerade Reisekrankheit zu lindern oder sogar ganz zu verhüten. Vor Reisebeginn wird dazu eine Mischung aus Pfefferminz- und Ingweröl (in einem geeigneten Basisöl natürlich, vgl. Kapitel drei) auf Brust und Bauch aufgetragen. Darüber hinaus kann man einige Tropfen auf ein Tuch geben und während der Reise bei Bedarf daran schnuppern. Wichtig ist dabei, daß Sie den Geruch als angenehm empfinden! Auch bei morgendlicher (Schwangerschafts-) Übelkeit kann so eine geeignete Essenz helfen.

Bei Erkrankungen der Atmungsorgane wie zum Beispiel Bronchitis kommt es ebenfalls häufig zu Krampfzuständen. Da es zwei Formen von Bronchitis gibt, akute und chronische, müssen Sie mit Bestimmtheit wissen, um welche es sich handelt, bevor Sie sie mit ätherischen Ölen behandeln. Akute Bronchitis tritt häufig als Folge einer Virusinfektion der oberen Atemwege auf und betrifft auch die Lunge. Sie dauert normalerweise einige Tage und wird von Fieber und schmerzhaften Hustenanfällen begleitet. Im Anfangsstadium einer akuten Bronchitis kann Inhalieren mit einem geeigneten ätherischen Öl große Erleichterung verschaffen. Wichtig ist auch die Ausscheidung von Schleim (siehe »Schleimlösende Öle«, Seite 83, und auch die Vorschläge zur Behandlung von chronischer Bronchitis).

Ätherische Öle, die entspannend wirken, können bei Krämpfen helfen, doch ist es wichtig, zuerst die Ursache der Spasmen herauszufinden, um so das geeignetste Öl wählen zu können.

(*Anmerkung:* Vor der Wahl eines oder mehrerer ätherischer Öle sollten Sie unbedingt die entsprechenden Einträge in Kapitel zwei lesen, um sich mit den nötigen Vorsichtsmaßnahmen vertraut zu machen.)

MENSTRUATIONS-FÖRDERNDE ÖLE (EMMEMAGOGA)

Bestimmte ätherische Öle wie zum Beispiel Geranium scheinen die Hormonproduktion zu beeinflussen und bieten sich deshalb zur Anregung oder zum Ausgleich bei Menstruationsstörungen an. Muskatellersalbei wird seit jeher bei schmerzhaften Perioden und geringer Blutung eingesetzt, aber auch gegen postnatale Depressionen und sogar während der Geburt (hier empfiehlt sich die Anwendung in einer Duftlampe). Einige Öle sollten während der ersten Schwangerschaftsmonate nicht benutzt werden, weil sie menstruationsfördernd wirken. Dazu gehören Muskatellersalbei, Majoran und Rosmarin. Dennoch sollten Sie unbedingt einen Arzt aufsuchen. Aufgeführt sind einige ätherische Öle, die Menstruationsbeschwerden lindern, jedoch ausnahmslos menstruationsfördernd wirken.

MILCHTREIBENDE ÖLE (GALAKTAGOGA)

Fenchelöl enthält ein bestimmtes Pflanzenhormon, das dem Östrogen ähnelt und deshalb für eine ganze Reihe von Frauenleiden verwendet wird. Unter anderem stimuliert es die Milchproduktion bei stillenden Müttern.

NERVENSTÄRKENDE ÖLE (NERVINA)

Beruhigende und entspannende ätherische Öle wirken sich positiv auf das ganze Nervensystem aus und helfen beim Abbau von Streß und Verspannungen. Auch aromatische Essenzen, die wie Kamille den Schlaf fördern, können hier empfohlen werden.

PILZBEKÄMPFENDE ÖLE (FUNGISTATIKA)

Bestimmte ätherische Öle können gegen Pilzerkrankungen helfen, indem sie Wachstum und Vermehrung von krankheitserregenden Kleinpilzen hemmen.

Der Pilz *Candida albicans* kann sowohl den Mund (Mundfäule) als auch die Vagina befallen. Nach mehreren Antibiotika-Behandlungen kann dieser Pilz oft gut gedeihen, weil ein Großteil der nützlichen Darmflora durch die Antibiotika zerstört wird. Und eben diese nützliche Flora ist es, die den *Candida albicans* in Schach hält.

SCHLEIMLÖSENDE ÖLE (EXPEKTORANZIEN)

Expektoranzien findet man gewöhnlich in Hustensäften. Sie führen zu einer Steigerung der Bronchialsekretion und wirken auswurffördernd. Ätherische Öle allerdings helfen schonender, indem sie einen vermehrten Abtransport des Bronchialsekrets bewirken.

Chronische Bronchitis ist eine langwierige Erkrankung, die sich durch permanenten Husten mit Auswurf und Kurzatmigkeit bemerkbar macht. Obwohl eine Heilung dieser Krankheit eine Umstellung der Ernährung beeinhalten muß, können ätherische Öle zur Linderung beitragen, indem sie das Immunsystem stimulieren und natürlich auch die Schleimproduktion beeinflussen.

Für Fälle akuter Bronchitis siehe »Krampflösende Öle«.

SCHMERZSTILLENDE ÖLE (ANALGETIKA)

Häufig lindern ätherische Öle mit wärmenden Eigenschaften viele Schmerzen. Diese Öle regen den Kreislauf an, was wiederum Verspannungen lösen hilft. Allgemeine Schmerzen kann auch ein Fußbad mildern, wenn ein Vollbad nicht angeraten scheint.

Gegen Kopfschmerzen massieren Sie eine geringe Menge (natürlich mit Basisöl verdünntes) ätherisches Öl auf die Schläfen. Bei Migräne müssen die Essenzen schon bei den ersten Anzeichen benutzt werden.

Ohrenschmerzen können viele Ursachen haben, deshalb sollten Sie unbedingt einen Spezialisten zu Rate ziehen. Die im folgenden empfohlenen ätherischen Öle können Sie zur Linderung der Schmerzen einsetzen. Bedenken Sie jedoch, daß die Aromatherapie hier nur die Symptome behandelt und nicht die Stelle eines Heilmittels einnehmen kann.

Zum Gurgeln gegen Halsschmerzen geben Sie 1 Tropfen des entsprechenden ätherischen Öls in ein Glas lauwarmes Wasser. Basilikum, Bergamotte, Fenchel, Lavendel, Muskatellersalbei, Orange oder Zitrone helfen gegen Mundgeruch. Bei gastritisch bedingtem Mundgeruch kann auch Myrrhe helfen.

STÄRKUNGSMITTEL (TONIKA)

Ein Tonikum ist ein Stärkungsmittel für bestimmte Organe oder den Organismus im ganzen. Stimulierende Essenzen eignen sich dazu am besten, vor allem diejenigen ätherischen Öle, die gleichzeitig die körpereigenen Abwehrkräfte anregen.

Anwendungsmöglichkeiten aromatischer Essenzen

Beschwerden	Empfohlene ätherische Öle	Badezusätze	Kalte Kompressen	Heiße Kompressen	Hautcremes	Duftlampe	Inhalationen	Waschungen	Massageöle	Dampf-Inhalationen	Fußbäder	Gesichtsbehandlung	Gurgelwässer	Parfüms/ Duftwässer
SCHMERZZUSTÄNDE														
Arthritis	Fichtennadel ▲			●					●					
	Kamille	●		●					●					
	Lavendel	●		●					●					
	Rosmarin	●		●					●					
Halsschmerzen	Benzoe									●				
	Lavendel								●	●			●	
	Tea-Tree								●	●			●	
	Zitrone ▲												●	
Kopfschmerzen	Basilikum ▲					●	●		●					
	Kamille		●			●	●		●					
	Lavendel		●			●	●		●					
	Lemongrass ▲		●						●					
	Pfefferminze ▲		●						●					
Kreuzschmerzen	Kamille	●		●					●					
	Lavendel	●		●					●					
	Rosmarin	●		●					●					
Migräne	Basilikum ▲					●								
	Lavendel		●			●			●					
	Rosmarin					●			●					
	Pfefferminze ▲		●			●								
Muskelschmerzen	Lemongrass ▲								●					
	Majoran								●					
	Pfeffer schwarz ▲								●					
Ohrenschmerzen	Kamille			●					●					
	Lavendel			●					●					
Prämenstruelle Beschwerden	Bergamotte	●		●			●							
	Geranium	●		●			●		●					
	Kamille	●		●			●		●					
	Rose	●		●			●		●					
Rheumatische Beschwerden	Eukalyptus	●		●					●					
	Ingwer ▲			●					●					
	Kamille	●		●					●					
	Lavendel	●		●					●					

Anmerkung: ● Zur Behandlung empfohlene ätherische Öle
▲ Nur in geringer Dosierung anwenden (vgl. S. 47)

Anwendungsmöglichkeiten aromatischer Essenzen

Beschwerden	Empfohlene ätherische Öle	Badezusätze	Kalte Kompressen	Heiße Kompressen	Hautcremes	Duftlampe	Inhalationen	Waschungen	Massageöle	Dampf-Inhalationen	Fußbäder	Gesichtsbehandlung	Gurgelwässer	Parfüms/ Duftwässer
	Majoran			●					●					
	Rosmarin	●		●					●					
Schmerzende Füße	Pfefferminze ▲										●			
Zahnschmerzen	Gewürznelke ▲			●										
	Kamille			●										
ALLERGIEN														
Hautreizung	Kamille	●			●									
	Lavendel	●			●									
	Melisse ▲	●			●									
Heuschnupfen	Eukalyptus						●		●					
	Kamille						●		●					
	Lavendel						●		●					
	Melisse ▲						●		●					
ENTZÜNDUNGEN														
Abszeß	Kamille			●										
	Lavendel			●										
	Myrrhe			●										
Arthritis	Kamille	●		●					●					
	Lavendel	●		●					●					
Entzündete	Geranium		●											
Wunden	Myrrhe		●											
Furunkel	Kamille			●										
Schleimbeutel-	Kamille	●		●					●					
entzündung	Lavendel	●		●					●					
Schleimhaut-	Myrrhe	●					●		●					
entzündung	Sandelholz			●					●	●				
Splitter in der	Kamille		●											
Haut	Myrrhe		●											
INFEKTIONEN														
Akne	Bergamotte	●						●						
Blasenentzündung	Bergamotte	●						●						
	Kamille	●						●	●					
	Weihrauch	●		●			●		●					
Erkältungen	Eukalyptus	●					●							

Anmerkung: ● Zur Behandlung empfohlene ätherische Öle
▲ Nur in geringer Dosierung anwenden (vgl. S. 47)

Anwendungsmöglichkeiten aromatischer Essenzen

Beschwerden	Empfohlene ätherische Öle	Badezusätze	Kalte Kompressen	Heiße Kompressen	Hautcremes	Duftlampe	Inhalationen	Waschungen	Massageöle	Dampf-Inhalationen	Fußbäder	Gesichtsbehandlung	Gurgelwässer	Parfüms/ Duftwässer
	Orange ▲	●					●			●				
	Pfefferminze ▲	●					●		●					
	Rosmarin	●					●		●					
	Zimtblätter ▲	●				●	●							
Infektionen	Fichtennadeln ▲					●	●			●				
im Brustraum	Jasmin ▲	●		●		●	●		●					
	Myrrhe	●		●		●	●		●					
Infektionen	Eukalyptus					●	●			●				
der Nase	Tea-Tree						●			●				
Infizierte Wunden	Bergamotte	●	●					●						
	Geranium	●	●					●						
	Myrrhe		●					●						
	Myrtenheide							●						
	Zitrone ▲		●					●						
Jucken im	Bergamotte	●												
Vaginalbereich	Sandelholz	●												
Katarrh	Weihrauch	●		●		●	●		●					
Mundschleimhaut-	Geranium												●	
entzündung	Myrrhe												●	
KRAMPFZUSTÄNDE														
Akute Bronchitis	Bergamotte					●				●				
	Eukalyptus					●				●				
	Lavendel					●				●				
	Majoran			●		●	●		●					
	Rosmarin			●		●	●		●	●				
	Sandelholz					●	●		●	●				
	Weihrauch					●	●		●					
Asthma	Jasmin ▲					●	●		●					
	Lavendel					●	●		●					
	Majoran					●			●					
	Melisse ▲						●							
	Rosmarin					●			●					
	Zypresse					●	●		●					
Darmtrakt	Neroli						●		●					

Anmerkung: ● Zur Behandlung empfohlene ätherische Öle
▲ Nur in geringer Dosierung anwenden (vgl. S. 47)

Anwendungsmöglichkeiten aromatischer Essenzen

Beschwerden	Empfohlene ätherische Öle	Badezusätze	Kalte Kompressen	Heiße Kompressen	Hautcremes	Duftlampe	Inhalationen	Waschungen	Massageöle	Dampf-Inhalationen	Fußbäder	Gesichtsbehandlung	Gurgelwässer	Parfüms/ Duftwässer
Herzklopfen	Neroli						●		●					
Husten	Eukalyptus			●		●	●		●	●				
	Lavendel			●		●	●		●	●				
	Melisse ▲						●							
	Sandelholz			●		●	●		●	●				
	Zypresse			●		●	●		●					
Kurzatmigkeit	Weihrauch						●							
Magen-verstimmung	Pfefferminze						●		●					
	Pfeffer schwarz ▲								●					
	Rosmarin						●		●					
Menstruations-beschwerden	Jasmin			●					●					
	Kamille			●					●					
	Muskatellersalbei ▲			●					●					
Morgendliche Übelkeit	Lavendel						●							
	Mandarine						●							
Muskelkrämpfe	Ingwer ▲	●		●					●					
Zittern, Nerv. Zucken,	Petit Grain	●		●			●		●					
Reise-Übelkeit	Lavendel						●		●					
	Pfefferminze ▲						●		●					
ESS-STÖRUNGEN														
Appetitlosigkeit	Bergamotte					●	●							
	Fenchel ▲					●	●		●					
	Ingwer ▲					●	●		●					
	Kamille					●	●		●					
Eßsucht	Bergamotte	●				●	●							
	Fenchel	●				●	●							
FLÜSSIGKEITSVERLUST														
Durchfall	Geranium	●					●		●					
	Kamille	●					●		●					
	Lavendel	●					●		●					
	Neroli	●					●		●					
Hämorrhoiden	Geranium	●			●			●						
	Wacholderbeere ▲	●			●			●						
	Zypresse	●			●			●						

Anmerkung: ● Zur Behandlung empfohlene ätherische Öle
▲ Nur in geringer Dosierung anwenden (vgl. S. 47)

Anwendungsmöglichkeiten aromatischer Essenzen

Beschwerden	Empfohlene ätherische Öle	Badezusätze	Kalte Kompressen	Heiße Kompressen	Hautcremes	Duftlampe	Inhalationen	Waschungen	Massageöle	Dampf-Inhalationen	Fußbäder	Gesichtsbehandlung	Gurgelwässer	Parfüms/ Duftwässer
Krampfadern	Lavendel	●	●											
(vgl. Seite 79)	Wacholderbeere ▲	●	●											
Nasenbluten	Zitrone ▲		●											
Zahnfleischbluten	Zitrone ▲												●	
VERDAUUNGSSTÖRUNGEN														
Blähungen	Bergamotte	●		●			●							
	Fenchel ▲	●		●			●							
	Kamille	●		●			●		●					
	Melisse ▲	●					●		●					
	Orange ▲						●		●					
	Rosmarin	●							●					
Darmkrämpfe	Majoran	●					●		●					
Magen-verstimmung	Bergamotte	●		●			●							
	Fenchel ▲	●		●			●							
	Kamille	●		●			●		●					
	Majoran	●		●			●		●					
	Muskatellersalbei ▲	●		●			●		●					
	Petit Grain	●					●		●					
	Pfefferminze ▲	●		●			●		●					
GIFTSTOFFABLAGERUNG														
	Grapefruit ▲				●				●					
	Rose	●			●				●					
	Wacholderbeere ▲	●			●				●					
	Zypresse	●			●				●					
KRANKHAFTE ANSAMMLUNG VON KÖRPERFLÜSSIGKEIT														
Harnverhalten	Eukalyptus	●		●			●		●					
	Fenchel ▲	●		●			●							
	Wacholderbeere ▲	●		●					●					
Schwellung	Geranium	●	●						●					
	Kamille	●	●						●					
	Patchouli	●	●						●					
	Zypresse	●	●						●					

Anmerkung: ● Zur Behandlung empfohlene ätherische Öle
▲ Nur in geringer Dosierung anwenden (vgl. S. 47)

Anwendungsmöglichkeiten aromatischer Essenzen

Beschwerden	Empfohlene ätherische Öle	Badezusätze	Kalte Kompressen	Heiße Kompressen	Hautcremes	Duftlampe	Inhalationen	Waschungen	Massageöle	Dampf-Inhalationen	Fußbäder	Gesichtsbehandlung	Gurgelwässer	Parfüms/ Duftwässer
FUNKTIONSSTÖRUNGEN DER ATMUNGSORGANE														
Chronische	Benzoe	●					●		●					
Bronchitis	Myrrhe	●					●		●					
	Weihrauch	●					●		●					
Katarrh	Eukalyptus	●				●	●		●	●				
	Fichtennadeln ▲					●	●			●				
	Myrrhe	●					●		●					
	Pfefferminze ▲					●	●			●				
	Sandelholz					●				●				
	Weihrauch					●	●							
	Zedernholz	●				●	●		●					
	Zypresse					●	●							
FRAUENLEIDEN														
Postnatale Depression	Muskatellersalbei ▲			●		●	●							
Schmerzhafte	Kamille	●		●			●		●					
Periode	Lavendel	●		●			●		●					
	Majoran	●		●			●		●					
	Muskatellersalbei ▲	●		●			●		●					
Zu schwache	Basilikum ▲	●							●					
Periode	Myrrhe	●							●					
	Pfefferminze ▲	●							●					
	Rose	●							●					
	Wacholderbeere ▲	●							●					
FIEBER														
	Basilikum ▲					●	●		●					
	Eukalyptus	●	●			●	●		●					
	Ingwer ▲	●							●					
	Lavendel	●	●			●	●		●					
	Orange ▲					●	●		●					
	Pfefferminze ▲	●	●			●	●		●					
	Rosmarin	●				●	●		●					
	Tea-Tree	●				●	●		●					
	Zitrone ▲					●	●		●					

Anmerkung: ● Zur Behandlung empfohlene ätherische Öle
▲ Nur in geringer Dosierung anwenden (vgl. S. 47)

Anwendungsmöglichkeiten aromatischer Essenzen

Beschwerden	Empfohlene ätherische Öle	Badezusätze	Kalte Kompressen	Heiße Kompressen	Hautcremes	Duftlampe	Inhalationen	Waschungen	Massageöle	Dampf-Inhalationen	Fußbäder	Gesichtsbehandlung	Gurgelwässer	Parfüms/ Duftwässer
PILZINFEKTIONEN														
Hefepilze	Lavendel	●						●						
	Myrrhe	●						●						
	Tea-Tree	●						●						
PROBLEME BEIM STILLEN														
Zu wenig Milch	Fenchel ▲	●							●					
	Jasmin ▲	●							●					
BLUTDRUCKUNREGELMÄSSIGKEITEN														
Hoher Blutdruck	Kamille	●				●			●					
	Lavendel	●				●			●					
	Majoran	●				●			●					
	Neroli	●				●			●					
	Rose	●				●			●					
	Ylang-Ylang	●							●					
Niedriger Blutdruck	Pfeffer schwarz ▲								●					
	Pfefferminze ▲						●		●					
	Rosmarin	●					●		●					
ANSPANNUNG														
	Kamille	●				●	●		●					
	Lavendel	●				●	●		●					
	Majoran	●				●	●		●					
	Melisse ▲	●				●	●		●					
ALLGEMEINER SCHWÄCHEZUSTAND														
Geringe Antriebskraft	Geranium	●				●	●		●					
	Lemongrass ▲	●				●	●		●					
	Melisse ▲	●				●	●		●					
	Muskatellersalbei ▲	●				●	●		●					
	Muskatnuß	●							●					
	Petit Grain	●				●	●		●					
	Rose	●				●	●		●					
	Wacholderbeere ▲	●							●					
	Zimtblätter ▲	●					●		●					
Störung der Nierenfunktion	Geranium	●				●	●		●					
	Muskatellersalbei ▲	●					●		●					
	Zedernholz	●							●					

Anmerkung: ● Zur Behandlung empfohlene ätherische Öle
▲ Nur in geringer Dosierung anwenden (vgl. S. 47)

Kapitel 6

Ätherische Öle und die Psyche

Der ganzheitliche Ansatz präventiver wie auch kurativer Heilmethoden bezieht selbstverständlich auch die Psyche mit ein. Nur wenn die Behandlung auf zwei Ebenen – Psyche und Körper – erfolgt, kann sie eine wirkliche, völlige Heilung bewirken. Dieser Aspekt wird von der Schulmedizin häufig übersehen. Der Therapeut, gleichgültig ob streng orthodoxer Schulmediziner oder ganzheitlich orientiert, kann lediglich Hilfestellung leisten; die tatsächliche Heilung hängt vom einzelnen ab. Aus eben diesem Grund kann die Kenntnis dessen, was wir im Falle psychischer Unausgeglichenheit für uns selbst tun können, ausgesprochen wichtig sein. Ätherische Öle haben Eigenschaften, die unsere psychische Verfassung merklich beeinflussen können, was sich wiederum positiv auf unsere Gesundheit und Vitalität auswirkt.

SEELISCHES GLEICHGEWICHT

Der Körper produziert bestimmte Hormone, die unsere Psyche beeinflussen und in streßgeladenen Situationen ausgleichend wirken. Mit gewissen ätherischen Ölen läßt sich die Produktion dieser Hormone anregen. So kann man durch Anwendung von ätherischen Ölen (einzeln oder in Mischung, in der Duftlampe oder als Badezusatz) beispielsweise Lethargie bekämpfen. Ähnlich ist ein entspannendes Bad mit einer oder mehreren beruhigenden Essenzen vielleicht genau das, was Sie nach einem harten Tag brauchen.

Dabei beschränkt sich die Anwendung ätherischer Öle nicht nur auf den Hausgebrauch. Eine Reihe von aromatischen Essenzen können dazu beitragen, einen klaren Kopf zu bewahren und sogar das Gedächtnis stärken. Ein Flasche mit (mit Basisöl verdünntem) Rosmarin- oder Basilikumöl oder eine Duftlampe für diese Öle auf dem Schreibtisch leisten so im Büro gute Dienste. Auch im Handschuhfach Ihres Autos sind diese Essenzen sinnvoll, damit Sie bei langen, anstrengenden Fahrten ab und zu »eine Nase voll« davon nehmen können. Die Tabelle auf Seite 94 nennt einige psychische Beschwerden und diejenigen ätherischen Öle und Behandlungsmethoden, mit denen man am besten wieder ins seelische Gleichgewicht kommt.

Auch hier ist es wichtig, daß Sie sich zuerst in Kapitel drei über den Umgang mit Essenzen informieren, bevor Sie mit einer Anwendung beginnen. Gerade bei Bädern oder Massagen spielt die Dosierung eine sehr wesentliche Rolle.

Besondere Aufmerksamkeit sollten Sie auf diejenigen Öle richten, die in der Tabelle mit einem Dreieck markiert sind, da diese in zu hohen Dosen Hautreizungen hervorrufen können.

STIMULIERENDE UND STIMMUNGSHEBENDE ANWENDUNGEN

Eine Reihe von ätherischen Ölen kann stimulierend und gleichzeitig stimmungshebend wirken. Dabei kommt es immer darauf an, daß der Duft als angenehm empfunden wird; nur dann nämlich können die Essenzen ihre wohltuenden Kräfte voll entfalten. Bei Depressionen sollte bei der Auswahl der ätherischen Öle jedoch in erster Linie auf die Symptome und deren Ursachen geachtet werden.

Depressionen können die verschiedensten Ursachen haben und sich auf gleichermaßen vielfältige Weise äußern. Zwar gibt es einige Essenzen, die generell stimmungshebend wirken, doch ist es vor Beginn einer Behandlung (das heißt vor der endgültigen Auswahl des Öls) unbedingt nötig festzustellen, um welche Form von Depression es sich handelt. Wenn jemand von Natur aus zur Lethargie neigt, dürfte eine primär beruhigende Essenz weniger angebracht sein. Äußert sich die Depression dagegen als Rastlosigkeit, könnte ein entspannendes ätherisches Öl genau das Richtige sein. Aus diesem Grund sind auch eine Anzahl beruhigender ätherischer Öle aufgeführt.

BERUHIGENDE UND ENTSPANNENDE ANWENDUNGEN

Beklemmungszustände sind in unserer hektischen, erfolgsorientierten Gesellschaft weitverbreitet. Sie treten in verschiedenen Formen auf und sind dem Streß nahe verwandt. Ein Schlüssel zur Beseitigung dieser Probleme ist die Schaffung einer ruhigen, entspannenden Umgebung. Zur Beruhigung gereizter Nerven und zur Senkung zu hohen Blutdrucks eignen sich eine Reihe ätherischer Öle (entweder einzeln oder in Mischung).

STRESSLÖSENDE UND BEFREIENDE ANWENDUNGEN

Streß zählt zu den Zeitkrankheiten der westlichen Hemisphäre. Er läßt sich definieren als Überbeanspruchung, das heißt starke körperliche und seelische Belastung, die die Gesundheit angreifen und bestimmte Körperfunktionen beeinträchtigen kann. Dazu gehören alle möglichen Formen von Störungen und Krankheiten. Konstanter Streß stört das hormonelle Gleichgewicht im Körper. Einseitig bedingter Streß kann weitere Streßsymptome nach sich ziehen. So können langanhaltende Sorgen und Beklemmungszustände (häufige Formen von Streß) eine Reihe von Krankheiten auslösen, die je nach Schwachpunkten des einzelnen variieren. Lösen lassen sich »stressige« Situationen bevorzugt in einem harmonisch-ruhigen Ambiente, und dazu können gezielt eingesetzte ätherische Öle wesentlich beitragen.

Bei Schlaflosigkeit sollten Sie einige wenige Tropfen der empfohlenen Essenzen auf das Kopfkissen geben; das erleichtert das Einschlafen und fördert die Nachtruhe. Muskatellersalbei wirkt stark beruhigend, darf jedoch keinesfalls in Verbindung mit Alkohol angewendet werden, da dies – gerade bei Schlaflosigkeit – schlimme Alpträume verursachen kann.

STÄRKUNG DER PSYCHISCHEN VERFASSUNG

Muskatellersalbei wirkt, wie gesagt, außerordentlich beruhigend. Kurz vor dem Zubettgehen angewendet, soll er jedoch zu aufregenden und bunten Träumen führen und gelegentlich auch sogenannte luzide Träume anregen (luzides Träumen ist ein bemerkenswerter Geisteszustand, in dem man innerhalb eines Traumes bei vollem Bewußtsein ist, ohne jedoch aufzuwachen. Die Forschung beschäftigt sich seit langem mit diesem außergewöhnlich interessanten Phänomen). Am besten geben Sie ein paar Tropfen auf das Kopfkissen oder etwa zwanzig Minuten vor dem Schlafengehen in die Duftlampe.

In einer Duftlampe oder als Inhalat können ätherische Öle auch bei anderen psychisch bedingten Problemen helfen. Sowohl Basilikum als auch Pfefferminze sorgen zum Beispiel für einen klaren Kopf und steigern die Konzentrationsfähigkeit. Auch Ingwer und Rosmarin sind bekannte Wachmacher und Gedächtnisstärker. Gewürznelken werden sogar gegen ein schlechtes Gedächtnis eingesetzt, und seit Menschengedenken dient Weihrauch als Meditationshilfe.

Abgesehen von Rosmarin und Weihrauch sollten alle hier genannten Essenzen nur in sehr geringer Dosierung verwendet werden.

Anwendungsmöglichkeiten aromatischer Essenzen

Psychische Verfassung	Empfohlene ätherische Öle	Badezusätze	Kalte Kompressen	Heiße Kompressen	Hautcremes	Duftlampe	Inhalationen	Waschungen	Massageöle	Dampf-Inhalationen	Fußbäder	Gesichtsbehandlung	Gurgelwässer	Parfüms/ Duftwässer
DEPRESSIONEN														
Lethargie	Eukalyptus	●				●	●		●					
	Lemongrass ▲	●				●	●		●					
	Orange ▲	●				●	●		●					
	Pfefferminze ▲	●				●	●		●					
	Rosmarin	●				●	●		●					
	Wacholderbeere ▲	●				●	●		●					
Melancholie	Basilikum ▲					●	●		●					
	Jasmin	●				●	●		●					●
Trägheit	Ingwer ▲	●				●	●		●					
	Zimtgräser ▲	●				●	●		●					
Unruhe, Rastlosigkeit	Bergamotte	●				●	●							
	Jasmin ▲	●				●	●		●					
	Kamille	●				●	●		●					
	Lavendel	●				●	●		●					
	Majoran	●				●	●		●					
	Muskatellersalbei ▲	●				●	●		●					
	Neroli	●				●	●		●					
	Rose	●				●	●		●					
	Sandelholz	●				●	●		●					
	Ylang-Ylang	●				●	●		●					
BEKLEMMUNGSZUSTÄNDE														
Anspannung	Benzoe					●	●		●					
	Geranium	●				●	●		●					
	Lavendel	●				●	●		●					
	Melisse ▲					●	●		●					
	Petit Grain	●				●	●		●					
	Ylang-Ylang	●				●	●		●					
	Zedernholz	●				●	●		●					
Hoher Blutdruck	Kamille	●				●	●		●					
	Lavendel	●				●	●		●					
	Majoran	●				●	●		●					
	Neroli	●				●	●		●					
	Rose	●				●	●		●					
	Ylang-Ylang	●				●	●		●					
Nervosität	Lavendel	●				●	●		●					
	Neroli	●				●	●		●					
	Sandelholz	●				●	●		●					
	Zypresse	●				●	●		●					

Anmerkung: ● Zur Behandlung empfohlene ätherische Öle
▲ Nur in geringer Dosierung anwenden (vgl. S. 47)

Anwendungsmöglichkeiten aromatischer Essenzen

Beschwerden	Empfohlene ätherische Öle	Badezusätze	Kalte Kompressen	Heiße Kompressen	Hautcremes	Duftlampe	Inhalationen	Waschungen	Massageöle	Dampf-Inhalationen	Fußbäder	Gesichtsbehandlung	Gurgelwässer	Parfüms/ Duftwässer
Reizbarkeit	Bergamotte	●				●	●							
	Jasmin ▲	●				●	●		●					
	Kamille	●				●	●		●					
	Lavendel	●				●	●		●					
	Majoran	●				●	●		●					
	Muskatellersalbei ▲	●				●	●		●					
	Neroli	●				●	●		●					
	Rose	●				●	●		●					
	Sandelholz	●				●	●		●					
	Ylang-Ylang	●				●	●		●					
STRESS														
Erregungszustände	Bergamotte	●				●	●							
	Jasmin ▲	●				●	●		●					
	Kamille	●				●	●		●					
	Lavendel	●				●	●		●					
	Majoran	●				●	●		●					
	Muskatellersalbei ▲	●				●	●		●					
	Neroli	●				●	●		●					
	Rose	●				●	●		●					
	Sandelholz	●				●	●		●					
	Ylang-Ylang	●				●	●		●					
Hormonelle Störungen	Geranium	●				●	●		●					
	Kamille	●				●	●		●					
	Lavendel	●				●	●		●					
	Rose	●				●	●		●					
Nervliche Belastung	Benzoe					●	●		●					
	Bergamotte	●				●	●		●					
	Kamille	●				●	●		●					
	Lavendel	●				●	●		●					
	Majoran	●				●	●		●					
	Neroli	●				●	●		●					
	Sandelholz	●				●	●		●					
Schlaflosigkeit	Kamille	●				●	●		●					
	Lavendel	●				●	●		●					
	Majoran	●				●	●		●					
	Muskatellersalbei ▲	●				●	●		●					
	Neroli	●				●	●		●					
	Sandelholz	●				●	●		●					
	Ylang-Ylang	●				●	●		●					

Anmerkung: ● Zur Behandlung empfohlene ätherische Öle
▲ Nur in geringer Dosierung anwenden (vgl. S. 47)

Kapitel 7

DIE ÄTHERISCHEN ÖLE IHRES AROMATHERAPIE-SETS

Die mit diesem Anleitungsbuch gelieferte Auswahl ätherischer Öle wurde speziell unter dem Gesichtspunkt ausgewählt, Ihnen eine Grundausstattung an Essenzen zu bieten, die Sie gegen möglichst viele verschiedene Beschwerden zu Hause anwenden können. Zu Ihrem *Aromatherapie-Set* gehören fünf 2,5 ml Fläschchen mit ätherischen Ölen: Eukalyptus, Geranium, Lavendel, Rosmarin und Tea-Tree. Jedes Fläschchen ist mit einem Tropfeinsatz ausgestattet, der ein versehentliches Auslaufen der Flüssigkeit verhindert und Ihnen eine tropfengenaue Dosierung ermöglicht. Jeweils 20 Tropfen ätherisches Öl entsprechen einem Milliliter. In diesem Kapitel nun liefern wir zunächst eingehende Informationen über die fünf Essenzen, die zu dem vorliegenden Set gehören, und anschließend finden Sie eine ganze Reihe von Rezepten und Anwendungsmöglichkeiten dieser Essenzen.

EUKALYPTUS *Eucalyptus globulus*

Kopfnote; Wasserdampfdestillat aus den Blättern

URSPRUNG

Die mehr als fünfhundert Arten des Eukalyptusbaums zählen zu den höchsten Bäumen überhaupt. Der Eukalyptus ist in Australien und auf Tasmanien heimisch, wo er auch *Blaugummibaum* oder seiner antiseptischen Eigenschaften wegen *Fieberbaum* genannt wird. Der Name *Eucalyptus* leitet sich von dem griechischen »eu-kalyptein« her, was »der Wohlverhüllte« bedeutet – weil die Blütenkelche haubenartig geschlossen sind.

Globulus heißt soviel wie »Kügelchen« und bezieht sich auf die Form der Fruchtkapseln. Die ledrigen Blätter enthalten Drüsen mit dem starkriechenden ätherischen Öl. Die Aborigines nutzen Eukalyptusblätter zum Verbinden von Wunden. In Europa wurde der Baum erst Mitte des 19. Jahrhunderts bekannt, und zwar durch den deutschen Botaniker Baron Ferdinand von Müller, 1857–1873 Direktor des Botanischen Gartens von Melbourne, Australien. Seitdem wird er in vielen subtropischen Klimazonen kultiviert, unter anderem in Ägypten, Spanien, China und Indien. Von Müller äußerte die Vermutung, daß Eukalyptusöl Cajeputöl ähnele und als Desinfektionsmittel verwendbar sei. Durch die Anpflanzung von Eukalyptus im feuchten Marschland Algeriens, das keine fünf Jahre später trocken geworden war, entdeckte man, daß die Wurzeln des Eukalyptusbaumes dem Boden viel Feuchtigkeit entziehen. Seither wird Eukalyptus weltweit zur Trockenlegung von Sümpfen eingesetzt und dient so der Bekämpfung der Malaria (da die Mücken, die diese Krankheit übertragen, nur in Feuchtgebieten überleben). In den letzten hundert Jahren ist der Baum als Schattenspender, Bodenentwässerer und Lieferant hochwertigen Holzes sowie ätherischer Öle weltweit bekannt geworden.

HAUPTBESTANDTEILE

Aldehyde: Citonellal; Ketone: Cineol (auch bekannt als Eucalyptol); Terpene: Aromadendren, Camphen, Fenchen, Phellandren, Pinen.

EIGENSCHAFTEN

Eines der wirksamsten antiseptischen Öle und Virenbekämpfungsmittel. Bekannt als Heilmittel bei Erkältungen und Katarrh. Ausgezeichnet gegen Schmerzen. Ein stimulierendes Öl.

TRADITIONELLE ANWENDUNGSGEBIETE

Wird gegen Erkältungen, Fieber, Schlangenbisse, Rheuma und Muskelschmerzen verwendet. Traditionelles Heilmittel der Aborigines. Beliebt in der Sauna als Luftreiniger. In der Pharmaindustrie häufig Bestandteil von Inhalationspräparaten, die gegen Erkältungskrankheiten sowie chronische Bronchitis verkauft werden.

WARNUNG

Sollte nur in geringer Dosis verwendet werden, weil es sonst die Haut reizen könnte. Nicht zusammen mit homöopathischen Medikamenten anwenden.

GERANIUM *Pelargonium graveolens*

Herznote; Wasserdampfdestillat aus den Blättern

URSPRUNG

Der Name *Pelargonium* kommt aus dem Griechischen: »pelargós« heißt »Storch«, und die Gattung der Storchschnabelgewächse, zu der die Geranien gehören, leitet ihre Bezeichnung von den storchenschnabelähnlichen Früchten her. Geranien sind am

Kap der Guten Hoffnung, Südafrika, beheimatet, inzwischen aber zum Beispiel auch im Mittelmeerraum (Ägypten, Italien, Spanien, Frankreich, Marokko), China und sogar Japan verbreitet. Der Duft von Geranium erinnert an Rosen, und manchmal wird Geraniumöl auch als Ersatz für das wesentlich teurere Rosenöl verwendet. In Europa wurde Geraniumöl erstmals 1632 bekannt. Mitte des 19. Jahrhunderts lernte man in Frankreich seine Duftqualität schätzen und setzte es in der Parfümherstellung ein.

Dem Volksglauben nach hielt Geraniumöl böse Geister fern.

HAUPTBESTANDTEILE

Alkohole: Geraniol, Citrolellol, Linalool, Myrtenol, Terpineol; Aldehyde: Citral; Ketone: Methon; Phenole: Eugenol; Terpene: Sabinen.

EIGENSCHAFTEN

Ein entspannender, wärmender und erfrischender Duft. Stimuliert die Nebennierenrinde, in der die Hormone produziert werden, die die Produktion von Hormonen anderer Organe ausgleichen. Geranium wirkt als Antiseptikum, als Antidepressivum, entzündungshemmend und entwässernd.

TRADITIONELLE ANWENDUNGSGEBIETE

Als Insektenschutzmittel.

In der Kosmetikindustrie. Sehr wertvoll für die Hautpflege, da es wegen seiner talgproduktionsausgleichenden Wirkung für alle Hauttypen geeignet ist und darüber hinaus antibakterielle Eigenschaften aufweist. Außerdem unterstützt Geranium die Ausscheidung überschüssiger Flüssigkeiten, indem es das Lymphsystem anregt.

Geranium wird auch bei Beschwerden in den Wechseljahren gegeben, weil es sich ausgleichend auf die Hormonproduktion auswirken soll. Hilft seiner entwässernden Eigenschaft wegen auch bei prämenstruellen Beschwerden.

WARNUNG

Kann bei empfindlicher Haut Irritationen hervorrufen.

LAVENDEL *Lavendula officinalis; Lavendula angustifolia; Lavendula vera*

Herznote; Wasserdampfdestillat aus den Blütenrispen

URSPRUNG

Ursprünglich im Mittelmeerraum beheimatet, ist Lavendel heute in ganz Europa verbreitet und wird vor allem in Frankreich, Italien und England kultiviert.

Lavendula ist eine Ableitung des lateinischen Wortes »lavare«, »waschen«, weil Lavendel vielfach zum Baden benutzt wurde. Er heißt auch *Lavendula angustifolia* und *Lavendula vera*, »wahrer« Lavendel, und ist das vielseitigste aller ätherischen Öle. Als Hausmittel hat sich Lavendel zur Beruhigung, als hustenmildernd, bei Verdauungsstörungen und rheumatischen Beschwerden bewährt. Zur »Wohltat des Bauches« wurde er Speisen beigefügt, und schon vor mehr als zweihundert Jahren empfahl die *British Herbal Pharmacopoeia* eine Lavendeltinktur. Lavendelöl wurde in gelähmte Gliedmaßen einmassiert, um die Durchblutung zu fördern, und diente im Zweiten Weltkrieg als Antiseptikum zum Abtupfen von Wunden.

In Frankreich findet man in vielen Haushalten eine Flasche Lavendelessenz, die als Hausmittel gegen Blutergüsse, Bisse und Schmerzen benutzt wird. Den heilenden Kräften des Lavendels bei Verbrennungen ist zu verdanken, daß die Aromatherapie im abendländischen Kulturkreis Fuß faßte (vgl. *Geschichte der Aromatherapie*, Seite 13).

HAUPTBESTANDTEILE

Alkohole: Borneol, Geraniol, Lavandulol, Linalool; Ester: Geranylacetat, Lavandulylacetat, Linalylacetat; Ketone: Cineol; Sesquiterpene: Caryophylen; Terpene: Limonen, Pinen.

EIGENSCHAFTEN

Eines der nützlichsten ätherischen Öle überhaupt. Lavendelöl ist ein Antiseptikum, Antibiotikum, Antidepressivum und wirkt darüber hinaus normalisierend, abschwellend und beruhigend. Außerdem gilt Lavendelöl als ausgleichende Essenz und kann dazu dienen, das seelische Gleichgewicht wiederzufinden.

TRADITIONELLE ANWENDUNGSGEBIETE

Seines beliebten Duftes wegen vielfach in der Parfümherstellung, besonders als Eau de Toilette. Als Inhalationspräparat zur Verhütung von Schwindel- und Ohnmachtsanfällen. Als Insektenschutzmittel. In der Tiermedizin gegen Läuse und andere Parasiten.

Lavendelöl ist die einzige Essenz, die gefahrlos auch unverdünnt direkt auf die Haut aufgetragen werden kann; dies gilt besonders bei Verbrennungen. Es ist für alle Hauttypen geeignet.

Gutes Inhalationsmittel bei Katarrh, Stirnhöhlenkatarrh, Bronchitis und Erkältungen im allgemeinen. Hilft außerdem als Nervenberuhigungsmittel. Als entspannender Badezusatz, aber auch zur Linderung von Schmerzen. Bei Migräne und Kopfschmerzen kann man 1 Tropfen Lavendelöl direkt auf den Schläfen verreiben. Möglich ist auch die Verwendung in Form von kalten Kompressen, entweder allein oder in Mischung mit 1 Tropfen Pfefferminzöl. Unterstützt bei Wunden eine rasche Heilung und gute Vernarbung.

ROSMARIN *Rosmarinus officinalis*

Herznote; Wasserdampfdestillat aus Blüten und Blättern

URSPRUNG

Der Name bedeutet »Tau des Meeres« nach dem lateinischen »ros maris«. Aus dem Mittelmeerraum (besonders felsigen Gegenden über dem Meer) stammend, wird Rosmarin heute auf der ganzen Welt angebaut. Diente als Räucherwerk bei religiösen Zeremonien.

In einem alten englischen Kräuterbuch heißt es, daß man Hochzeitsgästen »als Symbol der Liebe und Treue einen vergoldeten und mit bunten Bändern umschlungenen Rosmarinzweig« reichte, und bei Begräbnissen pflegte man ein Rosmarinzweiglein auf den Sarg zu werfen. In Spanien und Italien galt Rosmarin als Schutz gegen böse Geister. Zur Reinigung der Luft und um die Infektionsgefahr einzudämmen, wurde er in französischen Spitälern zusammen mit Wacholder verbrannt.

HAUPTBESTANDTEILE

Alkohole: Borneol, Linalool; Aldehyde: Cumin; Ester: Bernylacetat; Ketone: Camphor, Cineol; Sesquiterpene: Caryophylen; Terpene: Camphen, Pinen.

EIGENSCHAFTEN

Ein kräftigendes, stärkendes Öl.

TRADITIONELLE ANWENDUNGSGEBIETE

Soll ein schlechtes Gedächtnis auffrischen, daher wohl der Ausspruch in Shakespeares Hamlet: »There's Rosemary, that's for remembrance«. Vielfach in der Küche verwendet und als Bestandteil von Parfüms und anderen Kosmetika, vor allem in Shampoos. Eine der ursprünglichen Zutaten des Eau de Cologne.

WARNUNG

Personen, die an hohem Blutdruck leiden oder zu Epilepsie neigen, sollten auf Rosmarin verzichten. Nicht während der Schwangerschaft und nicht zusammen mit homöopathischen Medikamenten anwenden.

TEA-TREE *Melaleuca alternifolia*

Kopfnote; Wasserdampfdestillat aus Blättern und kleinen Zweigen

URSPRUNG

Ausschließlich in Australien gedeihend, gehört Tea-Tree zu der gleichen botanischen Familie wie Cajeput, Eukalyptus, Gewürznelke und Myrtenheide. Da es zahlreiche verschiedene Arten von *Melaleuca* gibt, müssen Sie unbedingt darauf achten, daß Sie für aromatherapeutische Zwecke ausschließlich *alternifolia* verwenden. Das ist unter anderem deshalb so wichtig, weil dessen Cineolgehalt niedrig genug ist, um die Haut nicht anzugreifen.

1925 legte der australische Wissenschaftler Arthur Penfold der Regierung von New South Wales einen Bericht über dreijährige Forschungsarbeiten vor, der betonte, daß die antiseptischen Eigenschaften von *Melaleuca alternifolia* um ein Vielfaches stärker seien als die von Karbolsäure, dem damals meistverwendeten keimtötenden Mittel. Darüber hinaus sei Tea-Tree erwiesenermaßen ungiftig und greife auch die Haut nicht an. Anfang der dreißiger Jahre wurden diese Eigenschaften weltweit bekannt, und auch als Deodorant fand Tea-Tree nun Verwendung, weil es bei offenen Wunden und Abszessen den fauligen Geruch beseitigte.

Welchen Stellenwert Tea-Tree genoß, erkennt man daran, daß Pflücker und Weiterverarbeiter im Zweiten Weltkrieg von der Wehrpflicht befreit waren. Ursprünglich beabsichtigte die Regierung, Tea-Tree als Teil der Erste-Hilfe-Päckchen an alle Soldaten auszugeben, doch reichte die Ernte dazu bei weitem nicht aus, und so entwickelten Chemiker synthetische Alternativen. Diese waren zwar nicht so wirksam, ersetzten aber die natürliche Substanz, ganz einfach weil sie leichter verfügbar waren. Erst in den sechziger Jahren besann man sich wieder auf die Vorteile des Naturproduktes, und seitdem erlebt das Geschäft mit Tea-Tree eine neue Blüte.

Tea-Tree enthält mindestens achtundvierzig organische Verbindungen, von denen einige, wenn überhaupt, nur selten in der Natur vorkommen. Dabei sind diese Substanzen an und für sich gar nicht besonders wirksam. Erst ihr Zusammenwirken macht die maximale Heilwirkung von Tea-Tree aus.

Nach wie vor suchen australische Wissenschaftler nach neuen Verwendungsmöglichkeiten für Tea-Tree; und immer wieder werden sie fündig. So gibt ein großes Unternehmen in Australien in regelmäßigen Abständen Tea-Tree-Öl in seine Klimaanlage; das verhindert die Bildung von Schimmelpilzen und Bakterien, die sich normalerweise an feuchtwarmen Orten wie Luftkanälen wohlfühlen. Das Ergebnis ist bessere, frischere Luft, weniger Schimmel an den Wänden und eine geringere Verschmutzung im allgemeinen.

Die Aborigines, die australischen Ureinwohner, nutzen Tea-Tree-Öl seit Jahrtausenden zur Behandlung von Schnittverletzungen und Wunden.

Tea-Tree wird zuweilen fälschlich »Ti-Tree« geschrieben, was zu Verwechslungen führen kann, weil die Maori mit »Ti« einen anderen Baum bezeichnen, der mit unserem Tea-Tree nicht das Entfernteste zu tun hat.

Der Name stammt übrigens daher, daß Captain Cook bei seiner ersten Landung in Australien die Blätter einer verwandten Art als Tee-Ersatz verwendete.

HAUPTBESTANDTEILE

Alkohole: Terpineol; Ketone: Cineol; Terpene: Cymen, Pinen, Terpinen. Darüber hinaus enthält Tea-Tree einige Bestandteile, die man in der Natur sonst kaum findet (zum Beispiel Viridifloren).

EIGENSCHAFTEN

Wirkt kühlend. Ist die Nummer eins der virentötenden Essenzen, vernichtet Bakterien und Pilze ebenso wie Viren. Ausgesprochen starkes Immunstimulans.

TRADITIONELLE ANWENDUNGSGEBIETE

Die Bundjal und Aborigines nutzen Tea-Tree seiner effektiven, vielfältigen Heilkräfte wegen. Zu den zahlreichen Anwendungsgebieten zählen: Verbrennungen, Stiche und Bißwunden, Hautirritationen (obwohl Tea-Tree bei empfindlicher Haut selbst Reizungen hervorrufen kann), Scheidenentzündung, Arthritis, Muskelschmerzen, Krämpfe, Zahnfleischentzündung, Mundfäule, Katarrh, Erkältungen und Halsschmerzen.

WARNUNG

In hoher Dosierung kann Tea-Tree Hautirritiationen hervorrufen.

ANWENDUNG DER ÄTHERISCHEN ÖLE AUS IHREM SET

Auf den folgenden Seiten stellen wir Ihnen nun einige »Rezepte« vor, mit deren Hilfe Sie zu Hause mit den Ihnen in dem beiliegenden Aromatherapie-Set zur Verfügung stehenden ätherischen Ölen verschiedene Beschwerden lindern können. In Kapitel drei finden Sie genaue Anleitungen für die Zubereitung der jeweiligen Mittel sowie für verschiedene Anwendungsmöglichkeiten.

Mit Ausnahme von Lavendelöl sollten ätherische Öle niemals unverdünnt benutzt werden, da sonst Reizerscheinungen auftreten könnten (siehe Seite 47). Die Definitionen der einzelnen Beschwerden sollten Ihnen stets nur als Richtlinien, keineswegs jedoch zur Selbstdiagnose dienen. Die Anwendungsmöglichkeiten ätherischer Öle wurden von erfahrenen Fachleuten zur Linderung von Beschwerden und zur Unterstützung des Heilungsprozesses ausgearbeitet. Niemals darf die Aromatherapie als Ersatz für fachmännische medizinische Diagnostik und Therapie angesehen werden.

ABSZESS

ÖLE

Lavendel, Tea-Tree *(wählen Sie eine Essenz oder mischen Sie die beiden).*

ANWENDUNGEN

Als heiße Kompresse direkt auf die Schwellung.

AKNE

ÖLE

Geranium, Lavendel, Rosmarin, Tea-Tree *(wählen Sie eine Essenz oder mischen Sie zwei oder drei).*

ANWENDUNGEN

Als Badezusatz *(4 bis 6 Tropfen).*

Als Massagemischung, Creme, Lotion oder Gesichtswasser auf die betroffene Hautpartie auftragen.

Eine Massage mit einem Körperöl aus einer Mischung von Rosmarin und Geranium wird das Lymphsystem anregen und den Körper bei der Ausscheidung von Giftstoffen unterstützen.

ARTHRITIS

ÖLE

Lavendel, Rosmarin, Tea-Tree

ANWENDUNGEN

Als Badezusatz *(4 bis 6 Tropfen)*

Als Massagemischung auf die betroffene Körperregion auftragen. Als warme Kompresse auflegen.

BLASEN

ÖLE

Lavendel

ANWENDUNGEN

Einige Tropfen Lavendelöl auf ein Stück Verbandsmull geben und dies dann auf die Blase legen. Große Blasen kann man zuerst mit einer sterilisierten Nadel anstechen. Der Verbandsmull sollte unbedingt luftdurchlässig sein.

BLASENENTZÜNDUNG

ÖLE

Eukalyptus, Lavendel, Tea-Tree *(wählen Sie eine Essenz oder mischen Sie zwei oder alle drei).*

ANWENDUNGEN

Als Badezusatz *(4 bis 6 Tropfen).*

Als Massagemischung auf dem Unterleib verreiben.

BRONCHITIS (AKUTE)

ÖLE

Eukalyptus, Lavendel, Rosmarin *(wählen Sie eine Essenz oder mischen Sie zwei oder auch alle drei).*

ANWENDUNGEN

Als heiße Kompresse auf den Brustkorb.

Als Massagemischung auf der Brust verreiben.

DERMATITIS

ÖLE

Geranium, Lavendel, Tea-Tree *(wählen Sie eine Essenz oder mischen Sie zwei oder alle drei).*

ANWENDUNGEN

Wenn die Haut juckt, sind kalte Kompressen besonders wohltuend.

Als Badezusatz *(4 bis 6 Tropfen).*

In einer Lotion direkt auf die Haut auftragen.

DESINFEKTIONSMITTEL

ÖLE

Tea-Tree

ANWENDUNGEN

Zum Bodenwischen mehrere Tropfen in einen Eimer warmes Wasser geben.

EKZEME

ÖLE

Geranium, Lavendel, Tea-Tree *(wählen Sie eine Essenz oder mischen Sie zwei oder alle drei).*

ANWENDUNGEN

Bei juckender Haut helfen kalte Kompressen.
Als Badezusatz *(4 bis 6 Tropfen).*
Als Creme direkt auf die Haut auftragen.

FIEBER

ÖLE

Eukalyptus, Lavendel, Rosmarin, Tea-Tree *(wählen Sie eine Essenz oder mischen Sie bis zu drei ätherische Öle miteinander).*

ANWENDUNGEN

Als Badezusatz *(4 bis 6 Tropfen).*
Als kalte Kompresse auf die Stirn.
In einer Duftlampe.
Als Massagemischung in die Brust einreiben.

FROSTBEULEN

ÖLE

Rosmarin

ANWENDUNGEN (ZUR BESSEREN DURCHBLUTUNG)

Als Badezusatz *(4 bis 6 Tropfen).*
Als Massagemischung: Je 1 Tropfen Essenz auf 5 ml Basisöl. Vorsichtig und sehr dünn auf die betroffene Region auftragen.

FURUNKEL

ÖLE

Lavendel, Tea-Tree *(wählen Sie eine Essenz oder mischen Sie die beiden).*

ANWENDUNGEN

Die direkte Umgebung des Furunkels sollte mehrmals täglich gereinigt werden. Dazu geben Sie einige Tropfen ätherisches Öl auf ein Waschbecken mit warmem Wasser. Verteilen Sie das Öl gleichmäßig im Wasser.
Als Badezusatz *(4 bis 6 Tropfen).*

FUSSPILZ

ÖLE

Lavendel, Tea-Tree *(wählen Sie eine Essenz oder mischen Sie beide).*

ANWENDUNGEN

Als Badezusatz *(4 bis 6 Tropfen).*
Als Creme.

GRIPPE UND ERKÄLTUNGS-KRANKHEITEN

ÖLE

Eukalyptus, Lavendel, Tea-Tree *(wählen Sie eine Essenz oder mischen Sie zwei oder alle drei).*

ANWENDUNGEN

Als Badezusatz *(4 bis 6 Tropfen).*
Als Dampfinhalation.
In einer Duftlampe.

HAARAUSFALL

ÖLE

Lavendel, Rosmarin *(wählen Sie eine Essenz oder mischen Sie die beiden).*

ANWENDUNGEN

Als Massagemischung direkt auf die Kopfhaut. Die Kopfhaut sollte regelmäßig massiert werden, um die Durchblutung anzuregen. Das sollte ein- bis zweimal wöchentlich geschehen, wobei die Ölmischung mindestens eine Stunde auf dem Kopf bleibt, bevor sie mit Shampoo ausgewaschen wird (wir empfehlen ein alkalifreies Shampoo). Als Basisöl für die Massagemischung eignet sich Jojobaöl, weil es zum einen wenig fettet und zum anderen Kopfhaut und Haar mit Nährstoffen versorgt.

Anmerkung: Diese Behandlung kann zwar bei zeitweiligem Haarausfall nach Verletzungen oder Erkrankungen helfen, erblich bedingtem Haarausfall kann jedoch dadurch nicht abgeholfen werden.

HAARPFLEGE

ÖLE

Lavendel

ANWENDUNGEN

Mehrere Tropfen auf eine Handfläche geben, das Öl zwischen den Händen verreiben und mit beiden Händen von der Kopfhaut aus durch die Haare streichen. Bei trockenem Haar vor dem morgendlichen Bürsten oder Kämmen bzw. abends vor dem Zubettgehen. Macht das Haar leicht kämmbar und läßt es wunderbar duften.

HALSSCHMERZEN

ÖLE

Lavendel

ANWENDUNGEN

1 Tropfen auf ein Glas warmes Wasser zum Gurgeln.
Als Dampfinhalation.
Als Massageöl für den Halsbereich.

HEUSCHNUPFEN

ÖLE

Eukalyptus, Lavendel *(wählen Sie eine Essenz oder mischen Sie die beiden).*

ANWENDUNGEN

Zur Dampfinhalation.
Einige Tropfen auf ein Tuch geben und nach Bedarf daran schnuppern.
In einer Massagemischung zur Körpermassage.

HUSTEN

ÖLE

Eukalyptus, Lavendel *(wählen Sie eine Essenz aus).*

ANWENDUNGEN

Als Dampfinhalation.
Als Massagemischung vorsichtig auf Hals und Brustraum auftragen.
In einer Duftlampe.

INSEKTENSCHUTZMITTEL

ÖLE

Eukalyptus, Geranium, Lavendel, Tea-Tree *(wählen Sie eine Essenz oder mischen Sie zwei oder drei).*

ANWENDUNGEN

Als Spray *(4 Tropfen einer Essenz oder einer Mischung aus bis zu drei Ölen auf einen guten halben Liter warmes Wasser).* Damit Fenster- und Türöffnungen, Gartenmöbel, Campingstelle oder andere Orte besprühen, von denen Sie Insekten fernhalten wollen.

Als Körperöl 4 Tropfen ätherisches Öl auf 10 ml Basisöl geben und direkt auf alle nicht von Kleidung bedeckten Hautstellen auftragen.

INSEKTENSTICHE

ÖLE

Geranium, Lavendel, Tea-Tree *(wählen Sie eine Mischung aus zwei oder auch allen drei Essenzen, sofern nicht vermerkt).*

ANWENDUNGEN

1 Tropfen Lavendelöl kann direkt auf die betroffene Stelle gegeben werden.

Als Badezusatz *(4 bis 6 Tropfen).*
Als Waschung für die betroffenen Stellen.

KATARRH

ÖLE

Eukalyptus, Lavendel, Tea-Tree *(wählen Sie eine Essenz oder mischen Sie zwei oder auch alle drei).*

ANWENDUNGEN

Ein paar Tropfen auf ein Tuch träufeln und nach Bedarf inhalieren. In einer Duftlampe.
Als Massagemischung auf der Brustregion verreiben.

KOPFSCHMERZEN

ÖLE

Eukalyptus, Lavendel, Rosmarin *(bei normalen Kopfschmerzen wählen Sie nur Lavendelöl oder Lavendel gemischt mit Rosmarin. Eukalyptus ist dann sinnvoll, wenn der Kopfschmerz mit einem Katarrh oder Stirn-/Nebenhöhleninfektion zusammenhängt.)*

ANWENDUNGEN

Eine kalte Kompresse auf Stirn und Schläfen kann den Schmerz sehr lindern.
1 Tropfen Lavendelöl unverdünnt auf den Schläfen verreiben.
In einer Duftlampe.
Geben Sie mehrere Tropfen auf ein Tuch, und inhalieren Sie den ausströmenden Duft nach Bedarf.

KRAMPFADERN

ÖLE

Lavendel

ANWENDUNGEN

Als Badezusatz *(4 bis 6 Tropfen).*
Als Creme direkt oberhalb der Krampfader(n) auftragen (niemals direkt auf die Krampfadern geben).

MIGRÄNE

ÖLE

Lavendel

ANWENDUNGEN

Vor allem im Anfangsstadium eines Migräneanfalls kann eine kalte Kompresse sehr hilfreich sein.

MORGENDLICHE (SCHWANGERSCHAFTS-) ÜBELKEIT

ÖLE

Lavendel

ANWENDUNGEN

Einige Tropfen auf ein Tuch geben und bei Bedarf daran schnuppern.

MUNDSCHLEIMHAUTENTZÜNDUNG (APHTE)

ÖLE

Geranium

ANWENDUNGEN

Als Gurgelwasser *(1 Tropfen auf 1 Becherglas mit warmem Wasser).*

MUSKELSCHMERZEN

ÖLE

Eukalyptus, Lavendel, Rosmarin, Tea-Tree *(wählen Sie eine Essenz oder mischen Sie bis zu drei miteinander).*

ANWENDUNGEN

Als Badezusatz *(4 bis 6 Tropfen).*
Als Massagemischung auftragen.

OHRENSCHMERZEN

ÖLE

Lavendel

ANWENDUNGEN

Gegen die Schmerzen kann eine heiße Kompresse

helfen; vor allem wenn die Beschwerden länger anhalten oder zusammen mit anderen Symptomen auftreten, sollten Sie unbedingt einen Arzt konsultieren.

PILZINFEKTION

ÖLE

Lavendel, Tea-Tree *(wählen Sie Lavendel oder eine Mischung aus beiden Essenzen, wobei der Lavendelanteil deutlich überwiegen sollte).*

ANWENDUNGEN

Als Badezusatz *(4 bis 6 Tropfen).* Als Waschung.

PRÄMENSTRUELLE BESCHWERDEN

ÖLE

Geranium, Rosmarin *(wählen Sie Geranium sofern nicht anders angegeben).*

ANWENDUNGEN

Als Badezusatz *(4 bis 6 Tropfen).*
Als heiße Kompresse auf den Unterleib.
Als Massagemischung (Geranium und Rosmarin zusammen) wirksam gegen Flüssigkeitsstauung.

RHEUMA

ÖLE

Eukalyptus, Rosmarin, Tea-Tree *(wählen Sie eine Essenz oder mischen Sie zwei oder alle drei).*

ANWENDUNGEN

Als Badezusatz *(4 bis 6 Tropfen).*
Als heiße Kompresse direkt auf die betroffene Region.
Als Massagemischung auf die betroffene Region.

SÄUGLINGSLEIDEN

ÖLE

Lavendel

ANWENDUNGEN

Für Babys: Verdünnen Sie 1 Tropfen Lavendelöl mit Mandelöl oder Vollmilch. Verteilen Sie die Mischung im Badewasser. Wirkt beruhigend und schlaffördernd. Hilft auch bei wunden Stellen, sowohl zur Behandlung als auch zur Vorbeugung. Bei Husten und Erkältungen gibt man 1 Tropfen Lavendel auf die Babydecke oder einige Tropfen zusammen mit Wasser in eine Duftlampe (nicht in Reichtweite des Kindes aufstellen). Bei Unruhe einen zusätzlichen Tropfen auf das Nachthemd träufeln.

Ein Tropfen Lavendelöl kann auch beim Zahnen helfen, wenn Sie es mit Mandelöl verdünnt ganz sanft auf den Wangen des Babys verreiben.

SCHEIDENENTZÜNDUNG

ÖLE

Lavendel, Tea-Tree *(wählen Sie nur Lavendel oder mischen Sie beide Essenzen, wobei der Lavendelanteil deutlich überwiegen sollte).*

ANWENDUNGEN

Als Badezusatz *(4 bis 6 Tropfen).*
Als Waschung.

SCHLAFLOSIGKEIT

ÖLE

Lavendel

ANWENDUNGEN

Als Badezusatz *(4 bis 6 Tropfen).*
In einer Duftlampe.
Einige Tropfen direkt auf das Kopfkissen oder Schlafanzug/Nachthemd geben.
Als Massageöl auf Bauch, Brust und Stirn auftragen.

SCHLEIMBEUTEL-ENTZÜNDUNG

ÖLE

Lavendel

ANWENDUNGEN

Als Badezusatz *(4 bis 6 Tropfen).*
Als heiße Kompresse auf die betroffene Region.
Als Massageöl auf die betroffene Region.

SCHMERZENDE FÜSSE

ÖLE

Lavendel

ANWENDUNGEN

Als Fußbad.

SCHNITTWUNDEN

ÖLE

Eukalyptus, Lavendel, Tea-Tree *(wählen Sie eine Essenz aus den drei genannten aus).*

ANWENDUNGEN

Als kalte Kompresse auf die Schnittverletzung auflegen.
Als Creme oder Lotion auf die Wunde auftragen.

SCHUPPEN

ÖLE

Rosmarin, Tea-Tree *(wählen Sie eine der beiden Essenzen aus).*

ANWENDUNGEN

1 oder 2 Tropfen direkt auf eine Verschlußkappe Shampoo. 2 Tropfen Rosmarinöl und 2 Esslöffel Apfelessig (wenn möglich aus biologischem Anbau) auf 1 Liter lauwarmes Wasser gegeben als letzte Spülung verwenden. Das Wasser kräftig durchrühren, damit sich das ätherische Öl gleichmäßig verteilt.

SCHWANGERSCHAFTS-STREIFEN

ÖLE

Lavendel

ANWENDUNGEN

Als Massagemischung vorsichtig auf den Bauch auftragen. Während der Schwangerschaft täglich einreiben.

SCHWELLUNG

ÖLE

Geranium, Tea-Tree

ANWENDUNGEN

Als Massagemischung die betroffene Region einreiben, dabei immer in Richtung Herz streichen.

SEBORRHÖE

ÖLE

Geranium, Lavendel, Tea-Tree *(wählen Sie eine Essenz oder mischen Sie zwei oder alle drei).*

ANWENDUNGEN

Als Badezusatz *(4 bis 6 Tropfen).*
Als Creme direkt auf die betroffenen Hautstellen auftragen.

TROCKENE HAUT

ÖLE

Geranium, Lavendel *(wählen Sie eine Essenz oder mischen Sie die beiden).*

ANWENDUNGEN

Als Gesichtsmaske, Creme oder Massagemischung. Sanft auf die Haut auftragen.

VERBRENNUNGEN

ÖLE

Lavendel

ANWENDUNGEN

Auf kleinere Brandwunden tragen Sie Lavendelöl direkt auf. Es wird die Schmerzen lindern und die Heilung fördern. Bei großflächigen Verbrennungen kann man Lavendel zuvor auf sterilen Verbandsmull gießen. Diesen Verbandsmull in regelmäßigen Abständen erneuern. Schwerere Verbrennungen müssen selbstverständlich von einem Arzt behandelt werden.

VERSTOPFTE NASE

ÖLE

Eukalyptus

ANWENDUNGEN

Als Dampfinhalation.

Geben Sie einige Tropfen auf ein Tuch und riechen Sie nach Bedarf daran.

Ein paar Tropfen direkt auf das Kopfkissen geben.

In einer Duftlampe.

WUNDEN / VERLETZUNGEN

ÖLE

Lavendel, Tea-Tree *(wählen Sie eine der beiden Essenzen oder mischen Sie beide).*

ANWENDUNGEN

Einige Tropfen auf ein Pflaster, das dann auf die betroffene Stelle geklebt wird.

Als kalte Kompresse auf die betroffene Stelle.

WEITERE ANWENDUNGSMÖGLICHKEITEN FÜR DIE ÄTHERISCHEN ÖLE DIESES SETS

Düfte wirken bekanntlich auf die Psyche. Schon der Spaziergang durch einen in voller Blüte stehenden Garten kann die Stimmung deutlich heben. Dazu tragen die Farben der Blüten ihren Teil bei, die Gerüche jedoch senden direkte Botschaften an das Gehirn. Deshalb ist es auch so wichtig, daß Sie – ganz unabhängig von den jeweiligen Heilkräften der Essenz – den Duft der ätherischen Öle mögen. Nur dann nämlich können sich die wohltuenden Wirkstoffe voll entfalten. Nachfolgend finden Sie einige Vorschläge, wie Sie die in diesem Aromatherapie-Set enthaltenen Öle zur Verbesserung Ihrer jeweiligen Stimmungslage verwenden können.

AUSGLEICHEND

ÖLE

Geranium, Lavendel *(wählen Sie eine Essenz oder mischen Sie die beiden).*

ANWENDUNGEN

Als Badezusatz *(4 bis 6 Tropfen).*

In einer Duftlampe.

In einer Massagemischung für eine Ganzkörpermassage oder zur Behandlung bestimmter Teilbereiche (z. B. Schultergürtel). Wohltuend wirkt es auch, wenn Sie die Mischung auf die Fußsohlen reiben.

Mehrere Tropfen auf ein Tuch geben und nach Bedarf daran schnuppern.

In einem Parfüm.

BERUHIGEND

ÖLE

Lavendel

ANWENDUNGEN

Als Badezusatz *(4 bis 6 Tropfen).*
In einer Duftlampe.

In einer Massagemischung für eine Ganzkörpermassage oder zur Behandlung bestimmter Teilbereiche (z. B. Schultergürtel). Wohltuend wirkt es auch, wenn Sie die Mischung auf die Fußsohlen reiben.

Als Parfüm: ein paar Tropfen auf ein Tuch geben und in die Jackentasche o. ä. stecken.

ENTSPANNUNGSFÖRDERND

ÖLE

Geranium, Lavendel *(wählen Sie eine Essenz oder mischen Sie die beiden).*

ANWENDUNGEN

Als Badezusatz *(4 bis 6 Tropfen).*
In einer Duftlampe.
Geben Sie einige Tropfen auf ein Tuch und schnuppern Sie nach Bedarf daran.

In einer Massagemischung für eine Ganzkörpermassage oder zur Behandlung bestimmter Teilbereiche (z. B. Schultergürtel). Wohltuend wirkt es auch, wenn Sie die Mischung auf die Fußsohlen reiben.

GEDÄCHTNISSTÄRKEND

ÖLE

Rosmarin

ANWENDUNGEN

In einer Duftlampe.
Einige Tropfen auf ein Tuch geben und nach Bedarf daran schnuppern.

KRÄFTIGEND

ÖLE

Eukalyptus, Rosmarin

ANWENDUNGEN

Als Badezusatz *(4 bis 6 Tropfen).*
In einer Duftlampe.

In einer Massagemischung für eine Ganzkörpermassage oder zur Behandlung bestimmter Teilbereiche (z. B. Schultergürtel). Wohltuend wirkt es auch, wenn Sie die Mischung auf die Fußsohlen reiben.

SCHLUSSBEMERKUNG

Sie haben nun eine Reihe von Möglichkeiten kennengelernt, wie Sie die ätherischen Öle aus Ihrem Aromatherapie-Set gesundheitsfördern nutzen können. Sobald Sie einige Erfahrungen im Umgang mit den aromatischen Essenzen haben, werden Sie die Anzahl der verwendeten Öle (und der Behandlungsmethoden) erweitern wollen, um die wohltuende Wirkung der Aromatherapie ganz Ihren individuellen Bedürfnissen anpassen und ihre Heilkräfte voll ausschöpfen zu können. Achten Sie jedoch bitte immer darauf, nur reine Essenzen zu verwenden (siehe »Nützliche Adressen«).

GLOSSAR

Akne Hauterkrankung, die auf Entzündung der Talgdrüsen zurückzuführen ist. Die betroffenen Hautstellen zeigen verstärkte Mitesser- und Pickelbildung. In schwereren Fällen kommt es auch zur Bildung von Knötchen und Pusteln, die häufig häßliche Narben hinterlassen.

Antigen Ein artfremder Eiweißstoff, der vom Körper als möglicherweise schädlich identifiziert wird und zur Bildung von Antikörpern führt.

Arthritis Gelenkentzündung, die sich durch Schwellung, Hautrötung, Schmerzen und eingeschränkte Bewegungsfähigkeit äußert. Bei Gicht kommt es zu Harnsäureablagerungen in den Gelenken und damit zu schmerzhaften Gelenkverdickungen.

Asthma Bronchialkrämpfe verbunden mit plötzlicher, zuweilen hochgradiger Atemnot.

Blasenentzündung oder Blasenkatarrh. Meist infektiös bedingte Entzündung der Harnblase.

Bronchitis (Bronchialkatarrh) Entzündung der Bronchialschleimhaut, häufig auch der Atemwege. Ursache sind meist Viren oder Bakterien. Man unterscheidet zwischen akuter und chronischer Bronchitis.

Darmtrakt Teil des Verdauungskanals zwischen Magen und Darmausgang.

Dermatitis Entzündung der Haut, die auf eine äußere Ursache zurückzuführen ist. Die Haut wird rot und juckt, manchmal kommt es zu Bläschenbildung.

Ekzeme Nicht ansteckende, juckende Entzündung der Haut. Betroffen ist in erster Linie die Epidermis.

Epidermis Oberhaut, die äußere Zellschicht der Haut.

Frostbeulen Gerötete, runde juckende Schwellung der Haut, die bei kaltem Wetter meist an Fingern oder Zehen auftreten kann.

Furunkel Meist bakteriell bedingte, akuteitrige Entzündung eines Haarbalges und seiner Talgdrüse. Es kommt zu schmerzhafter Knotenbildung.

Herzklopfen Verstärkter Herzschlag, der im Normalfall bei Angst oder Überanstrengung, auch bei heftigen Gefühlserregungen auftritt.

Hypertonie Erhöhter Blutdruck.

Hypotonie Zu niedriger Blutdruck.

Karminativum Mittel gegen Blähungen.

Keratine Hochmolekulare Eiweißsubstanzen (Hornsubstanzen), aus denen z.B. die Fingernägel bestehen.

Krampf Anhaltende, ungewollte Muskelanspannung.

Migräne Wiederkehrende, meist einseitig auftretende starke Kopfschmerzen. Oft kündigt sich ein Migräneanfall durch Vorzeichen wie Sehstörungen an.

Officinalis Bezeichnung für offiziell in der Medizin verwandte Substanzen.

Rheuma Schmerzhafte Erkrankung von Muskeln, Gelenken, Nerven oder Sehnen.

Schleimbeutelentzündung Normalerweise schmerzhafte Entzündung eines mit Schleim oder Gelenkschmiere gefüllten Gewebebeutels (zwischen den Knochen eines Gelenks). Kann die Beweglichkeit des betroffenen Gelenks einschränken.

Schleimhautentzündung Mit Rötung, Erwärmung und Schwellung einhergehende schmerzhafte Entzündung der Schleimhaut (z.B. Mundschleimhaut). Meist infektionsbedingt auftretend.

Schuppenflechte Chronische Hauterkrankung, die nicht ansteckend ist und durch entzündliche Prozesse, lokale Verletzungen und psychosomatische Störungen begünstigt wird. Schuppenflechte zeigt sich vor allem an Armen, Beinen, Kopfhaut oder anderen Körperstellen, auf denen dann festhaftende Schuppen erscheinen.

Seborrhöe Krankhaft gesteigerte Absonderung der Talgdrüsen. Dabei sind die Talgdrüsen besonders entlang der Nase und in anderen Teilen des Gesichts erweitert.

Stimulans (Arznei-) Mittel, das bestimmte Körperfunktionen anregt.

Subkutan Unter der Haut liegend. Als subkutanes Gewebe bezeichnet man das lockere, häufig fette Bindegewebe unterhalb der Derma (Haut).

Talgdrüsen Hautdrüsen, die Talg (eine fettige Substanz) absondern.

BIBLIOGRAPHIE

Berkson, Dekavi: The Foot Book, Savage MD 1977

Davis, Patricia: Aromatherapie von A–Z, München 1990

Devereux, Charla: Nutrition and Diet Logic, Slough 1992

El Mahdy, Christine: Mummies: Myth and Magic, London 1989

Fabricius, Johannes: Alchemy, London 1989

Fischer-Rizzi, Susanne: Himmlische Düfte. Aromatherapie-Anwendung wohlriechender Pflanzenessenzen und ihre Wirkung auf Körper und Seele, München 1989

Genders, Roy: Natural Beauty, Exeter 1985

Grieve, Mrs. M.: A Modern Herbal, Bd. I & II, New York 1971

Jackson, Judith: Aromatherapie. Gesundheit, Schönheit und Wohlbefinden durch die Heilkunst der Düfte, Hamburg 1989

Heinerman, John: Science of Herbal Medicine, Utah 1979

Henglein, Martin: Die heilende Kraft der Wohlgerüche und Essenzen, München 1985

Hoffmann, David: The Holistic Herbal, Shaftesbury 1988

Keller, Erich: Duft und Gemüt. Erlebnis Aromatherapie. Wie Düfte auf unsere Gefühle wirken, Münsingen-Bern 1991

Lad, Vasant: Ayurveda, Detroit 1985 (2.Aufl.)

Lawless, Julia: The Encyclopaedia of Essential Oils, Shaftesbury 1992

Lavabre, Marcel: Mit Düften heilen. Das praktische Handbuch der Aromatherapie, Freiburg/Brsg. 1992

Leung, Albert Y.: Chinese Herbal Remedies, New York 1984

Lidell, Lucinda: The Book of Massage, London 1984

Martin, Gill: Aromatherapy, London 1989

Maury, Marguerite: Die Geheimnisse der Aromatherapie. Erfahrungen einer Pionierin des Heilens mit Düften, Aitrang 1991

Mulherin, Jennifer: Spices and Natural Flavourings, London 1988

Natural Oils Research Association: The Art of Smelling Essential Oils, Natural Oils Research Association, Windsor 1990

Price, Shirley: Praktische Aromatherapie, Vitalität und Lebensfreude durch ätherische Öle, Neuhausen 1988
Puharich, Andrija: Beyond Telepathy, London 1975
Ryman, Daniele: Handbuch der Aromatherapie. Heilende Öle und pflanzliche Essenzen, München 1990
Shaukat, Sidra: Skin and Body Care, Shaftesbury, 1992
Strassmann, Rene A.: Duftheilkunde, Aarau/Schweiz 1991
Stead, Christine: Aromatherapie. Heilen mit ätherischen Ölen, Düsseldorf 1987
Stuart, Malcolm (Hrgs.): Herbs and Herbalism, New York 1979
Thorwald, Jürgen: Science and Secrets of Early Medicine, London 1962
Tisserand, Maggie: Aromatherapy for Women, Wellingborough 1985
Tisserand, Robert: Das Aromatherapie Heilbuch. Wie Düfte heilen. Grundlagen der Aromatherapie, Aitrang 1990
Ullman, Dana: Homoeopathy, Medicine for the 21st Century, Wellingborough 1988
Valnet, Jean: Aromatherapie. Gesundheit durch Wohlbefinden und pflanzliche Essenzen, München 1986
Yeoh, Aileen: Longevity, Singapore 1989

NÜTZLICHE ADRESSEN

Wenn Sie sich mit einer Frage an eine der folgenden Adressen wenden, fügen Sie bitte einen ausreichend frankierten Rückumschlag bei.

International Federation of Aromatherapists (IFA)
Department of Continuing Education
Royal Masonic Hospital
Ravensourt Park
GB – London W6 OTN

Natural Oils Research Association (NORA)
P. O. Box No. 1604
GB – Windsor, Berks. SL4 3YR

Ansprechpartner im deutschsprachigen Raum:

FORUM ESSENZIA
Verein für Förderung, Schutz und Verbreitung der Aromatherapie und Aromapflege e.V.
Panoramastraße 17
D – 87477 Moosbach-Sulzberg

Deutscher Vertreter für INTERNATIONAL FEDERATION OF AROMATHERAPISTS (IFA) und Präsident der NATURAL OILS RESEARCH ASSOCIATION (NORA) ist
Prof. Dr. Dietrich Wabner
Technische Universität München
Lichtenbergstraße 4
D – 85748 Garching (bei München)
(Tel.: 089/32 09 30 98)

Naturreine ätherische Öle sind im guten Einzel- sowie im Fachhandel (Naturkostladen, Reformhaus) erhältlich. Ätherische Öle, die das Aromark-Reinheitssiegel tragen, können Sie unter folgender Adresse bestellen:

Empress
P. O. Box 92
GB – Penzance,
Cornwall TR18 2BX

DANKSAGUNG

Schon als Kind war ich von Pflanzen und vor allem blühenden Pflanzen fasziniert, doch mein besonderes Interesse an ätherischen Ölen verdanke ich John Steele. 1988 begann ich, mit aromatischen Essenzen zu arbeiten – und zwar im Anschluß an ein ganz zufälliges Treffen mit Lorna Rappaport und John Potter. Die Gründung meiner eigenen Firma wäre ohne die Unterstützung von John und Barbara Dower sowie Margaret James nicht möglich gewesen. Viele weitere Freunde und Bekannte haben mich in jeder Hinsicht unterstützt und mein Verständnis für die Kunst und praktische Anwendung der Aromatherapie gefördert. Mein besonderer Dank gilt Lieve Reynolds, einem wirklich »sanften« Aromatherapeuten. Erwähnen möchte ich auch die tatkräftige Unterstützung von Hugh Deynem und Sue Bartlett, die Wesentliches zum Massage-Teil beisteuerten. Sehr herzlich danke ich Ian Jackson, ohne den dieses Buch nie entstanden wäre, ebenso Zoë Hughes für ihre unermüdliche und vielseitige Unterstützung und nicht zuletzt meinem Ehemann Paul, der freundlicherweise das Manuskript durchgesehen hat.
In allererster Linie freilich gilt mein Dank Bernie Hephrun, dem Fachberater dieses Buches. Sein immenses Wissen und sein Erfahrungsreichtum, die er für dieses Projekt bereitwilligst zur Verfügung stellte, sind von unschätzbarem Wert.

REGISTER